若年認知症

Jakunen-Ninchisyo

本人・家族が紡ぐ7つの物語

若年認知症家族会・彩星の会◆編集
宮永和夫◆編集代表

中央法規

まえがき

私たち若年認知症家族会は今までに2冊の本を出版しました。最初の本は、若年認知症という病気があることを一般の人と、そして今まさに介護している家族に知ってもらいたいということが目的でした。介護保険成立以前の時期に発症し、家族以外の支援がほとんどない中で孤軍奮闘したこと、さらに介護保険が成立した後でも、施設に入所を拒否されて高齢者とは別の対応の中で家族が闘ってきた経過を綴ったものです。2冊目は、介護する家族の闘いとともに、それを支えるために活動を始めた人や組織をまとめたものです。しかし、それはまだ小さな活動であり、今後の期待や願望を述べたものでした。

そして、ついに3冊目の出版にこぎ着けました。今回は、介護者である妻や夫という配偶者の思いだけでなく、患者さん本人と子どもの立場からも思いを述べてもらいました。さらに、支援する人たちの活動については、夢や希望でなく、今現実に動きだしたものを示してもらうことができました。若年認知症の流れは、確実に広くかつ大きな流れとなっていると思います。

最近、「若年認知症はどれくらいいるのですか」という質問を多方面の方々から受けますが、この本が出版されることで、「これを見てください」と黙って手渡しすることができることになると思います。目次を見ていただければおわかりになると思いますが、若年認知症に関するいろいろな内容が盛り込まれています。第1部は「本人の声・家族の思い」と題し、患者さん本人とその介護をする子どもたち、配偶者の心情が述べられています。なお、子どもたちの声については今まで私たち支援者もあまり聞くことはありませんでしたが、家族会に子どもたちが参加するようになり、やっと私たちが子どもたちの声を聞き取れる状況が出てきました。しかし、幼くて言語化できない子どもたちや、思春期のため、心を閉ざした子どもたちもいます。その子どもたちがどのような思いを抱いているかはいまだ伝わらないという現実は残っています。

さて、第2部は、若年認知症の基本的な理解を得ていただくために書きました。最初に解説し、次に本人や家族の声を載せたほうが良いという考えもありましたが、この本ではまず本人や家族の気持ちに触れていただき、その後に説明したほうが伝わりやすいのではという考えのもとで、このような順序になりました。現実の流れに興味を持たれましたら、この部は飛ばして、先に第3部にいっていただくことも可能です。ただ、認知症の基礎を述べましたので、最後には読んでいただきたいと思っています。

最後の第3部は「支援体制の実際」と題し、本人や家族を支える組織（家族会）や福祉施設の現状を知っていただくように種々の活動を載せました。治療や福祉環境の内容を熟知していただければ、受け皿探しでの苦労は大幅に軽減できると思います。また、症状を早期に気づいた場合、認知症の受容の過程を知っておけば、自己や家族の反応を冷静に見つめられるかもしれません。ほぼすべての家族が体験するであろう基本的なことを知っていただけると思っています。また、健康な人たちには、この病気が決して特別なものではなく誰でもなる可能性があることや、さらに病気の進行の歩みを知っていただきたいという意図があります。そして、疾患そのものの偏見や無理解を解消し、支える側に参加してほしいのです。

いずれにしても、若年認知症がなくなることはありませんし、現在のところ、これらの疾患が完治する手立てもありません。しかし、私たちはただ手をこまねいているわけではなく、新しい取り組みを続けていくと思います。今回の試みを日本の隅々まで広く知っていただくことで、若年認知症者への対応が少しでもレベルアップすることになればと思っています。と同時に、これを現在読まれている方々が今後の出会いの中で支援者や協力者となっていただけることを願っております。

宮永和夫

新聞記事を書き写したノートが18冊
書くことでいろいろなものが自分の中に入る
もう一度仕事をしたいとは思わない
一日一日の暮らしを楽しく過ごしていきたい
母親と妹には感謝しかない

本人の声2
病気が治ったら、やっぱり仕事がしたい
ぜいたくを言えば営業の仕事がしたい●32

仕事は大変だったけど、それなりにこなしたね
部下の失敗も病気だから俺のせいになった
アルツハイマー病でも困ってはいない
子どもたちとは仲良くやっている
不自由はしていないし
自分としてはあまり変わっていないと思う
別に家にいたって仕事は見つからないから
病院も苦にはならなかったね
初めのデイサービスが良かった
今は病院にいるような感じだ
暖かくなったら
かみさんと散歩しようかなと思っているけどね

家族の思い1

経済的に余裕があれば、気持ちにゆとりもできて主人にもっと優しく接することができると思う

●43

子煩悩だった主人
私よりも子どもを抱いている時間が長かった

もの忘れの兆しが
日常的な小さな変化が積み重なって

暴言、暴力の毎日
常に緊張感のある家庭

何とかしないと息子が殺されてしまう
娘のことまで気が回らない

主人が悩んでいることに気づきながら
何もできなかった

高校生の息子さんにも働いてもらいますよ

若年認知症に理解のある人はいない
施設のプログラムに合わせなければならない現状

相談に行くと、収入が減ってしまう
毎日の生活に困り、自己破産の道を選んだ

達成感、成果が見える働きかけをしてほしい
主人が納得のいく生活を送ってもらいたい

家族の思い4

第2部 若年認知症を理解するために

装幀●日下充典
本文イラストレーション●小峰聡子
本文デザイン●KUSAKAHOUSE[神保由香]

第1部

本人の声・家族の思い

本人の声 1

認知症という診断がされたとしても体が動かせるうちに、いろんなことをやっておいたほうがいい

山本和雄〔仮名〕
Yamamoto Kazuo〔57歳〕＊現在は母・弟一家と同居
疾患名●アルツハイマー型認知症
発症時期●50歳頃〔平成11年頃〕
家族●母……ハル〔84歳〕、妹……恵子〔52歳〕、弟……〔50歳〕＊母、妹も〔仮名〕

●●高速道路の関係の仕事でいろいろなところへ行きました

今はデイケアの施設でいろいろなことをやっております。いろいろなスケジュールがありまして、例えば、習字や絵を描いたりするとかもあります。

それまでは現場の担当で、高速道路の関係の仕事をしていたんです。ものを作ったりする人はそうだけれども、私は折衝というか「こういうふうにしてくれ」と言われたら、そのとおりにやる仕事をしていました。だから、高速道路の仕事では結構いろいろなところに行きましたね。平成5年から平成14年の年末まで勤めていたわけです。

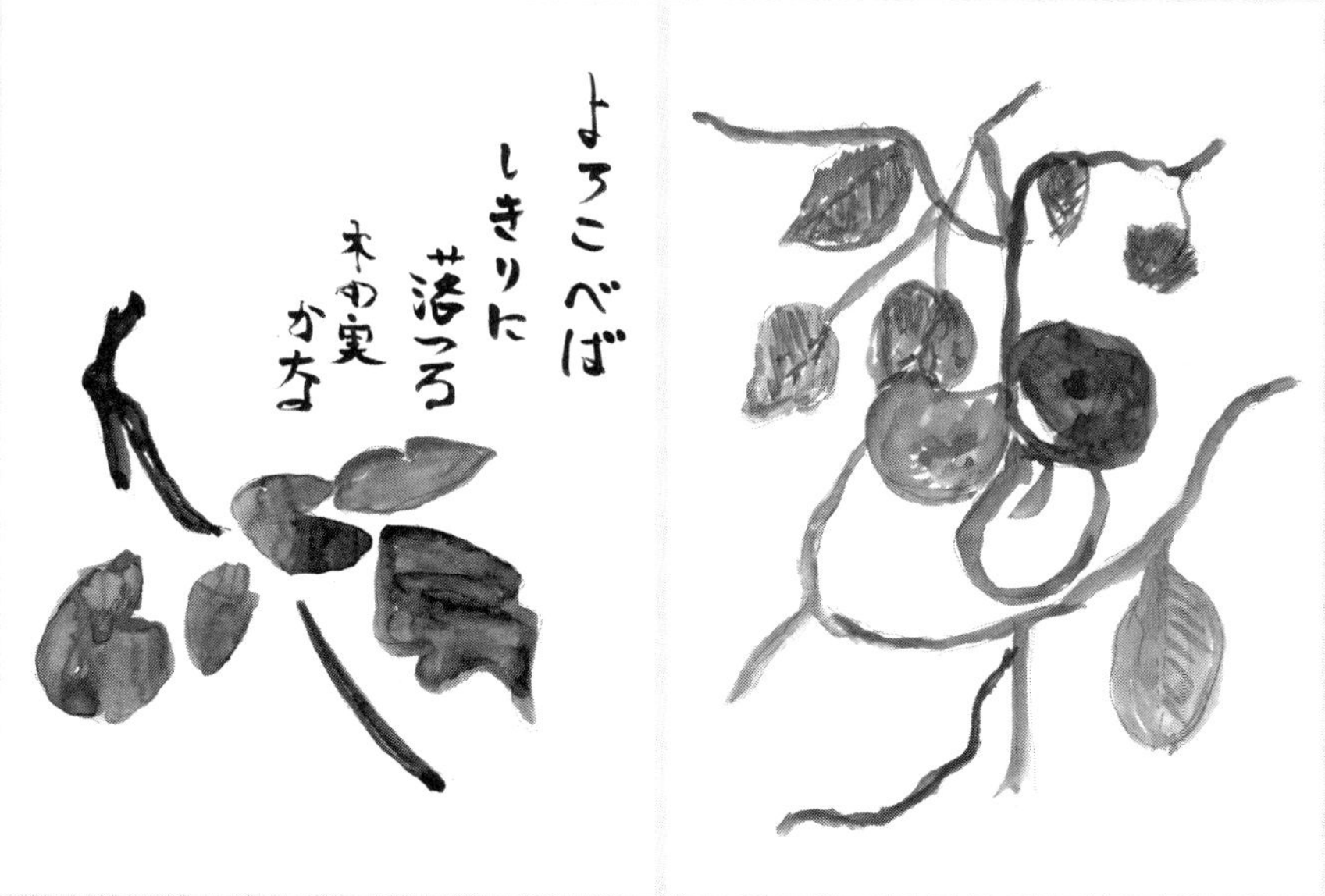

デイケアで和雄さんが書いた絵手紙。
秀逸な句も添えて

恵子……長野オリンピックの関連で長野に行ったり、四国の明石海峡大橋の仕事にも行ったそうです。私は母から「今はどこそこに行っている」ということを聞く形でしたが。兄は平成14年の年末に退職して、翌年から1年ほどハローワークに通いました。病院もいくつか行って、平成15年8月から今の病院に通うようになり、毎月1回、通院治療をしています。現在、宮永先生に紹介された精神科デイケアに、月曜から土曜まで週6回通っています。

ハル……会社を辞める前に少し異常があったようですが、なかなか家族にはわかりませんでした。少し異常な状態になっていたので、定年前に早期退職の対象になったようです。会社に話を聞くと、〝仕事に差し障る状態なので放っておけない〟ということでした。

ハローワークには私も一緒に行ったりしましたが、場所を忘れてしまったり、年齢の面もあり、なかなか思うように仕事は見つかりませんでした。ハローワークで説明を聞いても記憶力がないですから、家へ帰ると何を話されたか覚えていません。いろいろと仕事を紹介してもらっているときは本人もよく話を聞いているのですが、後で「今日はどんなところを紹介してもらったの」と聞くと、「大体こういうのだ」とほとんど覚えていないのです。

自分の行く現場がわからない 雑用のほうにさせてくださいと会社にお願いした

退職する直前の時期は、忘れるのが頻繁になってきたような気がしますね。自分でも〝結構忘れっぽくなっているなあ〟と思っていました。自分が行く現場がわからなくなっちゃうと、道がわからなくなるから、それ以上進めなくなっちゃうんですよね。昼間はそういうことはなかったけれども、夕方とか暗くなるとわからなくなった。わからなくなったときは、傍らに車を止めてその辺りの人に聞いたりしていました。

そういうのが目立つというか、自分でも感じるようになって、高速道路の仕事からおろしてもらって、会社の中でいろいろな細かい片づけをするようになりました。現場の担当だったのですが、道がわからなくなってきましたので、〝これではまずい〟と会社に説明をしたんです。もし、車に乗って事故になったら、本人もそうだし、会社にも迷惑かけるわけだから、雑用のほうにさせてくださいとお願いしたんです。車に乗ったら違うほうへ行っちゃったりしますから、遠くへは行けないですからね。

ハル……方向音痴で危ない思いをするなら、雑用でも何でも会社にいられればいいと思っていました。今考えると、病気だからなのか責任ある仕事から外れて雑用になったからなのか、少しぼんやりしていた時期があって、本人は何もしゃべらないけれども、私は何か変だと思っていたのです。

恵子……兄は出張の多い仕事で、母と一緒に生活する時間はほとんどありませんでしたから、いつから変わったのかははっきりとはわからないのです。退職する2年くらい前から内勤の仕事に移ったので、〝その頃からか〟と推測するしかありません。

退職する直前、同僚に金を貸し続けた

ハル……息子は退職する直前に、急に2〜3日ごとに30万円、50万円という金額を引き出して、最後は通帳が空っぽになりました。調べてみると、カードで結構な金額を下ろして、同僚に貸していたらしいのです。借用書を書いていれば良かったのですが、そのときには頭が少しおかしくなっていたのでしょう。「貸してくれ」と言われれば、すぐに銀行でお金を下ろして貸していたようです。前に貸したことを本人は忘れていますから、「どうしても頼む」と言われると、言われるがままにまた貸してしまう。借りた人は「この調子ならだませる」と思ったのでしょう。普通だったら「あのとき貸したのだから」と断ればいいのですが、そのときはもう2〜3日前のことは忘れてしまうので、言われるたびに何回も貸していたのです。しかも、証拠になるものがなかったので泣き寝入りするしかありません。息子も相手もすでに退職していましたから、会社も話を聞いてくれませんでした。せめて在職中にわかっていればと思いましたが、もう手遅れでした。息子がそういう状態になっていたのを〝何でわからなかったのか〟と思うのですが、全然わかりませんでした。

情けない話ですが、裁判では貸した金額の10分の1くらいしか返ってきませんでした。一生懸命働いて貯めたお金をいいようにだまされて。病気で忘れてしまっているからしようがないとは思うけれど、記憶がないということは全く考慮されません。本当にえらい病気にな

ってしまったものです。

恵子……同僚にお金を貸したことは、自分で貸した日と金額をしっかりメモに残していたのですが、相手が認めなければ証明されないということでした。簡易裁判を起こして調停の場を設けたのですが、結局、証拠に値するものはないということでした。

会社の同僚にお金を貸してそれが戻ってこないという事態になってしまって。今考えると大金ですが。同僚の自宅はいろいろ探してわかったんですけれど、外国の人が奥さんになっていますので、全然話がわからないわけですよね。裁判になるまで、ずいぶんかかりました。裁判みたいな形にはなりましたけれど、それで一応決着はついた形にはなりましたが。

同僚にお願いされて、私が銀行へ行ってお金を下ろして貸してしまうのです。貸した金額はちゃんと覚えています。一発で金額をある程度貸してしまったから。「息子がブラジルにサッカーで遠征に行くので、どうしてもお金が必要だ」と言われて、私もサッカーをしたことがあるから「じゃあ、いいか」という甘いあれでね。それで確か200万円最初に要って。ただそれでお金が足りなくなって、生活ができなくなってしまったわけです。それでプラス60万円貸しました。もう、どうしようもないからと簡易裁判を起こしたんです。それで判決で60万円戻ったんです。420万円貸したけれど、戻ってきたのは60万円。それはもう私の不徳だったから。

200万円、60万円のやり取りがあったのは在職しているときで、裁判はもう退職してからです。「息子がブラジルに遠征に行くので最低２００万円」ということで、２００万円は私がすっと何となく貸してしまったわけです。何となくサッカーというのがあったから、気楽にね。私は独身だから、今考えてみればポッと貸してしまったんだと思います。

●●デイケアでは何でも率先してやる頼まれたら、嫌だとは言わない

デイケアには若い人もいるし、50代やもっと上の人もいます。春は桜を見たり、秋だったら紅葉を見に行ったり、季節のいろいろな行事があって楽しい。季節のものを、時期、時期に連れて行ってもらって楽しませてもらったり。バレーボールやバスケットとか、スポーツも結構やっているんです。

ハル……お医者さんから「規則正しい生活をしていないと症状が進行する」と言われて、精神科デイケアへ行くことにしました。やはり高齢の方が多いですが、息子と同じような方が大勢通っていましたし、私と二人で家にいても何もすることがありませんから。

体調はいいです。動くのは苦にならないし、楽しく行っていますよ。職員なんかといつもくだらない話から、真剣な話からいつも話をしています。何でも自分から率先してやるようにしていますので、職員には重宝がられています。そういう人としゃべらないと、同じレベ

ルでいつもしゃべっていると同じことになっちゃうからね。職員の人としゃべっていると、やっぱり気分がすごくいいですね。

私はすごい楽しく過ごしています。率先していろいろと、片づけをしたりとか買い物をしたりとか、やっていますね。「何かしてくれ」と言われたら、嫌だと言わないで、例えば、荷物を持ったりしています。

今はもう、仕事をしたいという気持ちは、あまりないですね。今の生活がある程度、楽しく過ごせれば。

ハル……息子は時間があっても、自分から「こうしよう」とは考えません。私が「庭の植木に水をまいて」「あそこ汚れているから、ぞうきんで拭いて」と言うとすぐにやります。言われたことはすぐ行動に移すのですが、自分からはやりません。それに一度お願いしても、なかなか継続してやってはくれません。私も自分でやったほうが早いから自分でやってしまいます。今日やったからいつもやると思ってくれたらいいのですが、次の日になると何もしないのです。まだ若くて体も健康ですから、少し体を動かさないといけないのではないかと思って、庭への水まきや落ち葉掃きなど、何かしら用事をお願いするようにしています。本人は今の生活が楽しく過ごせればと気楽なことを考えていますが、周囲はお金のこと、将来のことなど、不安でいっぱいです。

●●新聞記事を書き写したノートが18冊
書くことでいろいろなものが自分の中に入る

新聞にはいろいろな記事が出ていますよね。スポーツのこともあるし、社会的なものもあるし。自分で何かピンときた記事をすぐ切り取ってまとめて、それをノートに書き写しています。やっぱり字を書かないとわからなくなるし、字を書くことはいいと思いますので。そういうのでノートが18冊くらいになっているんです。

お昼のときに食事を早く食べたりして、いつも年中、新聞を切り取っていろんなことを書いています。そうするといろんなことがわかるわけですよね。どういうところに何があったかとか。デイケアにいるときに時間がありますので、ほとんどの人は横になったりしているけれども、私は横になるのは大嫌いだから。昼食を食べた後、大体の方はちょっとお休みしたり、ゆったり過ごされるのですが、私はその逆で、何かしていないとイライラしてしまうから。新聞なんか見ていい記事があるなあと思ってね。字なんか書いていると、いろいろなものが自分の中に入ってきて。好きでやっているんです。書いたりするといろいろなものがわかる。書けばある程度覚えるけれども、目でだけ見ていると忘れたりしますからね。面倒くさくなるときもありますけれども、ほぼ毎日書いています。

日記は面白くないから書かないです。新聞のほうが楽しいですね。いろいろなことがわかるから。日本だけじゃなくて、海外のこともありますしね。忘れちゃいますけれどもね。ノ

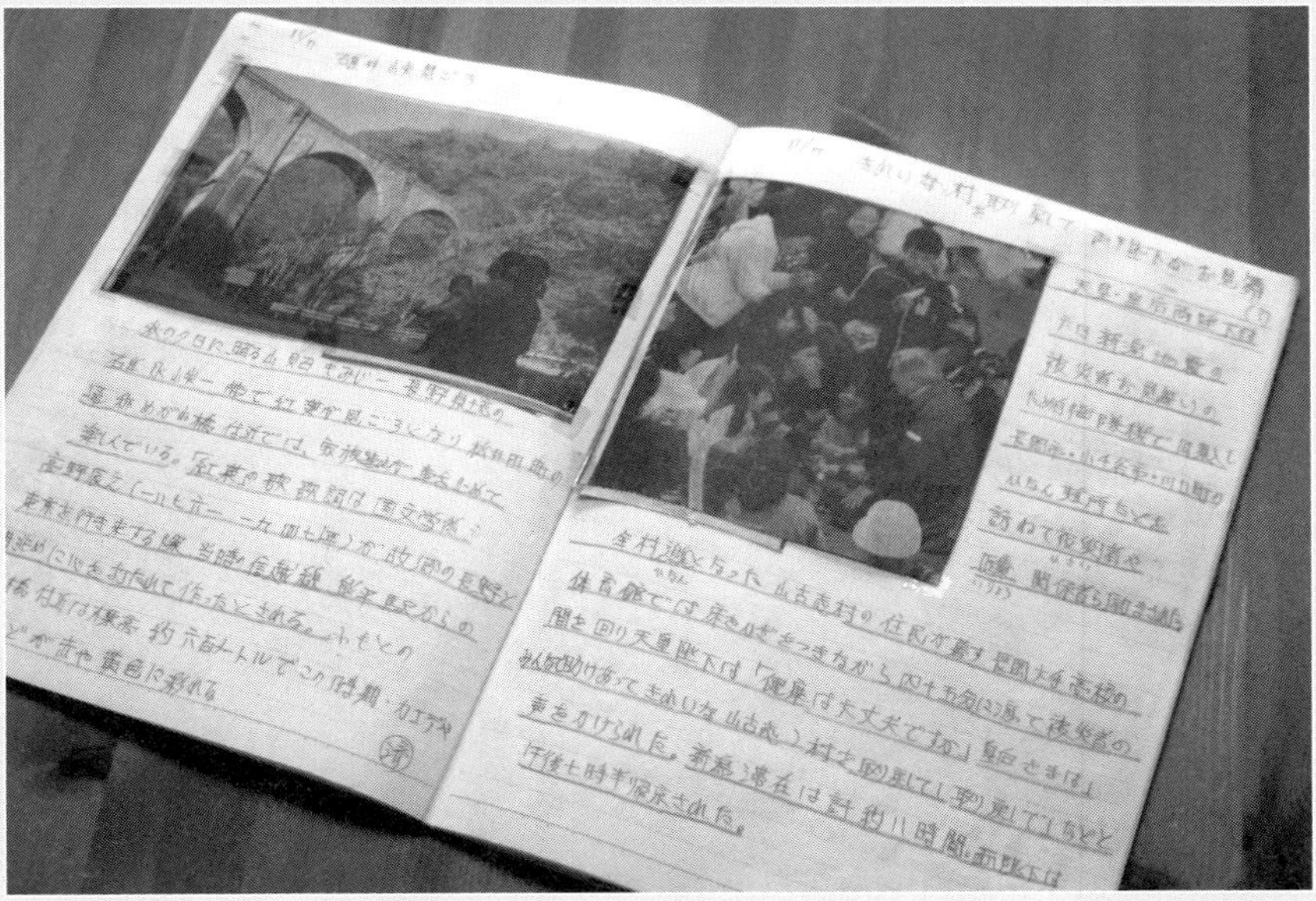

毎日、気になる新聞記事を書き写す。
書き溜めたノートは18冊を超えた
[写真の切り抜きは、読売新聞 2004年11月7日付]

ートに書いていると、いろんなことがわかるじゃないですか。新聞にはいろんなことが書いてあるから。その都度その都度、よく見て「ああ、こういうのがあるんだな」と。情報量としてはすごく多いですからね。それが頭にちゃんと入るか入らないかは別ですけど。

ハル……息子は新聞記事の書き写しを熱心に行っています。新聞を自分の手元にきれいに置いて、記事を切り取ってノートへ貼って丁寧に書き写しています。家の用事はやりませんが、新聞の書き写しはやっています。考えていても思い出さないし、何か書いていても忘れるから、それで書きとめるようになったようです。

自分で何か考えると「あーあ」と言って頭を押さえてしまいますから、〝あまりグチグチ言わないほうがいいのかな〟と思っています。全く大学まで出したのにどうしてこんなふうになったのか。どこをどうしてこんな病気になったのかと思います。

父親は平成13年に脳梗塞で亡くなりました。一度倒れたときは入院せずに済んだのですが、二度目は立ち上がることも難しくて救急車で病院に運ばれました。それから3年半ほど入院生活をしていましたが、息子は出張の多かった時期でしたから、あまり父親の姿を見ていないのです。息子は、父親に親孝行もできずに頭がおかしくなったのです。

私がもっと若くて働ければいいのですが、今84歳ですから、あと何年もつかわかりません。本人がこの先のことをどう考えているかはわかりませんが、私がいなくなって一人になったらどうなるのかとても心配です。きょうだいも自分の所帯が別にありますから、何とか本人が食事代くらいでも稼げるようにならないか、手仕事をしていくらか収入を得られないかと思っています。私がいるうちはいいですが、いつどうなるかわかりませんから、それまでに何とか認知症の人の支援が整えばいいと思います。

恵子……精神科デイケアのプログラムは非常にいいと思っていますが、生産性のある仕事も加わると本人にとってなおいいのではないかと思います。本人に向いているかどうかはわかりませんが、そういうことを試行できる場があれば一度お願いしたい気持ちです。

〝何かできることがあれば〟〝何かしていられたら〟と、まだ年齢も若く体が元気ですから、ある能力を使ってほしいし、活かしてほしいのです。

もう一度仕事をしたいとは思わない　一日一日の暮らしを楽しく過ごしていきたい

私が一番最後のときは、高速道路の仕事になっていましたので、いろいろなところに行きましたけれども、道がわからなくなったから、特に暗くなったりすると全然わからなくなって、現場が広いですので。かなりほかの人に迷惑をかけたり。

職員は、表立って、いろいろ怒ったりということはなかったですね。嫌味を言われることもあまりないですね。マイペースでほとんどやっていましたから。職場としてそんなに悪い職場ではなかったです。

今の気持ちからすると、もう一回そういう形の仕事というのは、今後戻りたいとかという気持ちはないですね。もっとゆったりしたい。極端に言えば、今はデイケアで、ゆったりとある程度自分のペースでやっているほうが私はいいと思っています

仕事のときはストレスはありました。やっぱりうまくいかないことは。私が感じたのは、道がわからなくなったという。高速道路で一本道を間違えるととんでもないほうへ行っちゃうわけだから。自分でどこにいるからわからなくなって。何回も探しに来てもらってというのはありました。自分でもびっくりして「これじゃまずい」と感じました。道がわからないと車が運転できなくなってしまう。体は元気ですので、外に出ないで雑用の仕事をしていました。

〝この先どうなってしまうんだろう〟という不安はあまり感じていないですね。冗談みたいに「デイケア大好きです」といつも言っています。

自分の好きな日課みたいにしているのがずっとありますからね。新聞を毎日切り取っていろんなことを書いて、そうすると、いろんなことがわかるわけですよね。昼食を食べた後、大体の方はゆったりされたり。私はその逆で、みんなが静かだから字を書いたりするのが楽。問いかけられないから。

それと職員といろんな話をしていると、いろんな情報みたいなのを言ってくれたりしているし。例えば、買い物もデイケアのほうで結構あるんですよ。そういうのも率先して買い物に行って、楽しくやっていますけどね。幅広くなりましたね。ゆったりできるようになりま

した。スタッフの方とも親しくできているし、書き取りをすることで気持ちにゆとりを持っています。何か自己表現みたいに、書いているといろんな勉強になりますからね。

デイケアに来てからいろんな人と会って、いろんな人もいるわけですからね。いろんな知識を教えてくれる人とかね。スタッフの方であったり利用者の方であったり。デイケアにいると、飽きないで楽しいですよね。

だんだんいろんなことがわからないじゃないですか。何かしてくれと言われたら、必ず行うようにしています。それで職員とうんと気が合うから、余計いいんじゃないかと思う。これから何かしてみたい、やってみたいなということも、パッとひらめいたりするけれど、よく考えてみると無理かなというふうになってしまう。

私なんか年齢が56か57くらいになっていますから、何か仕事をするといっても年齢でみんなだめですから。新しく何かしたいというのは、そんなにないですね。今のアゴラのような生活で日々過ごしていければいいなと。これからどこか会社に勤めてどうしようかとかというのは感じないですね。一日一日の暮らしを楽しく過ごしていきたいですね。

●●● 母親と妹には感謝しかない

何もかも忘れてしまうんじゃないかといった不安や動揺はないですね。結構、我が強いんじゃないかな。あまり人の言うことを聞かないときもありますね。自分のペースで。つらくなるということはあまり感じないですね。わからないとか、忘れてしまうとか、比較的忘れるのは早いほうだと思いますけど、家ではそれほど困らないですね。

若年痴呆は今結構あるみたいなんですよね。だって、ずっと見えない部分が多かったわけだから。施設みたいなところでわかりましたら、そこでわかるけど、それ以外では難しいですもんね。外科とか内科とかというんじゃないですものね。病名を聞かされると大変だなというようなことがあるように聞きますので。いいほうにとらないですものね、どうしても。反対に、がっくりきてしまうような。

でも逆に、親しい仲間をより多く見つけるのが一番大事じゃないかと思うんですね。ある程度信頼をおける仲間を。デイケアなんかでもいろんな人がいますけれど、信頼のできる仲間は必然的に集まってきますよね。ごろごろしている人は嫌なんです。みんな病気でそうなっていると思いますけどね。寝ているというのは、本当に時間がもったいなくてしようがないと思うんです。

どんどん年を取ってくれば、体も動かなくなってくるし。極端なことを言えば、若さがあるうちにいろんなことをしたり、見たりするほうが、よほど自分のためになるんじゃないかと思っているんです。若さがあるうちに、例えば、認知症という診断がされたとしても、自分で体が動かせるうちに、いろいろできるうちに、いろんなことをやっておいたほうがいいんじゃないかと思いますけどね。

デイケアにいると、今まで見たことも聞いたこともないような経験ができますからね。認知症でも、特に困っているというか、不自由に感じていることとか、迷惑をかけているなということはあまり感じてはいないですね。鈍感なのかどうか、わからないけど。

母親には感謝しかないですよ。もう80歳くらいでしょう、おふくろは。私が病院に来るときというのは必ず来るし、妹もいつも一緒に来ていますので。迷惑をかけていますのでね。〝何かいいことをしたいな〟とは思っているんですけど。ただ、昔、元気で仕事をしていたときというのは自分でお金が使えるけれど、今はもうこういうデイケアみたいなところじゃないと。だから、あまりイライラしないで、楽しく過ごすほうがお互いにいいんじゃないかと。妹はいつも私のために、毎回、病院に来るときは付き添ってくれて。妹や母親には感謝しています。

本人の声 2

病気が治ったら、やっぱり仕事がしたい ぜいたくを言えば営業の仕事がしたい

中村信治
Nakamura Nobuharu［56歳］
疾患名●アルツハイマー型認知症
発症時期●45歳頃［平成6年頃］
家族●妻……博子［43歳］＊家族の思い1参照、長男……［19歳］、長女……［13歳］

●●仕事は大変だったけど、それなりにこなしたね

出身は大阪です。大阪から東京に来ては何年も経っていないです。17～18年ぐらいかな。中学を卒業してから何年間かは船に乗っていたんですよ。いかだを引っ張ったりする仕事をしておったんです。ボートで引っ張っちゃうから別に大したことはないんだけれどもね。船に乗ったら人と話ができないからね。船で引いている仕事だと黙々とやっているようなものだから、人と会える仕事ということでやってみようと思って、営業の仕事になったんです。

大阪で電気関係の会社に入って、その会社は東京にも支社があったんです。東京に来たの

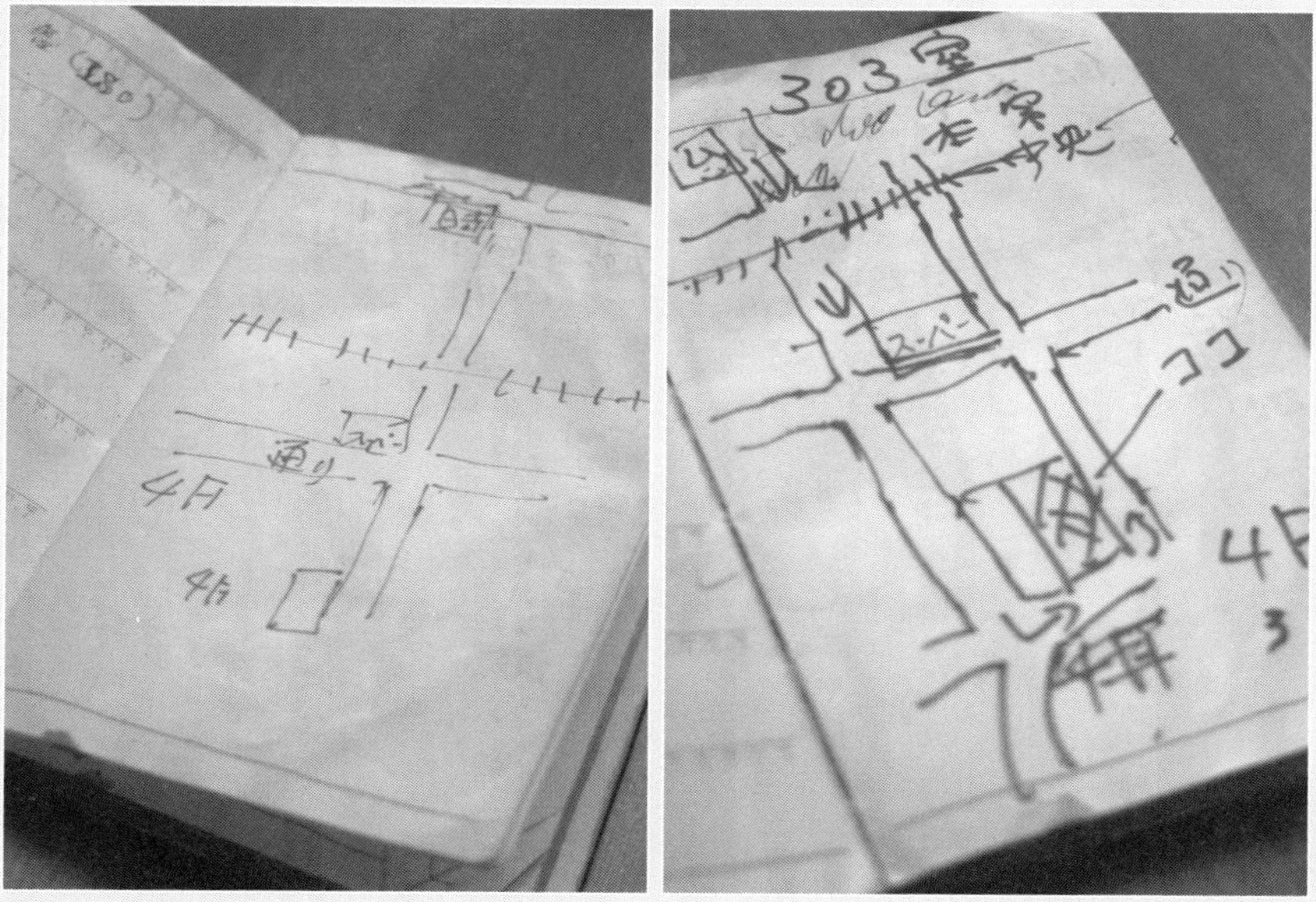

覚えていることが難しくなりつつある中、
手帳に何度も同じことを記すように

は二十歳くらいだな。営業所の人が足りないからということで、東京に行ってくれないかということで来たんです。東京に来てから営業をしたのかな。大阪から東京に来て、会社でかみさんと知り合いました。仕事は大変だったけど、それなりにこなしたね。プリント基板の営業は、会社相手は会社相手やけど、やっぱり個人的な関係になっちゃうからね、営業をやっている限りはさ。仕事を困難に感じることは特になかったね。やり甲斐はありましたよね。

●●●部下の失敗も病気だから俺のせいになった

会社の同僚との関係もそんなに悪いことはないよ。いいほうだろうと思うよ。同僚だけでなく、あと社内で仕事をしている人とか、そういうところとも一緒に飲みに行くようにしたりさ。工場での作業に移ってからも、工場のみんなで、月に1回ぐらいは飲みに行きましたよ。人間関係は上手いことといくほうだと思うよ。

車の運転はもうほとんどしていないな。営業のときは健康だったから別に問題はなかった。ちゃんと俺も働いて係長ぐらいまでいっておったから、別に困ったことはなかったね。部下に教えたりもして、係長になったことで「大変だなあ」と思ったことは特にないね。当たり前だと思っているけど。それだけ仕事をしたという自信があったからね。

仕事でも、自分では失敗した思いはないんだけどね。体の調子が悪いという感じはあんまりしなかったね。もの忘れがあったのは多少感じていたけれど、今はほとんどそういうことはないから、あんまり感じないな。

自分が失敗したわけじゃなくて、部下ができていないものをできているということでさ。自分がこういう病気だから俺のせいになっちゃうわけだ。会社にも病気のことは報告してあるからね。病院へ通ったからね。だから、アルツハイマーと言われて、そういう病気を持っているからといってクビにしているようなもんだ。そういうことを感じたね。病院へ行ったらアルツハイマー病と言われたでしょう、そういう者を置いとってもしようがないということですよね。

工場ではプリント基板を研磨するわけです。その磨き方によって、品物が生きるかどうかが決まります。営業のときはやってないけれども、営業をやめて工場で働きたいなと思ってさ。「営業の仕事とは違う工場での仕事をしたい」と会社に話して、工場で研磨する作業に移って、工場のほうに回ったんや。部下も古い人間を相手にして、一緒に仕事をしておったんだけど、部下が研磨する作業をできていないのにできていると言って失敗しちゃって、「おまえのせいだ、責任とれ」ということや。そういったトラブルがあったということやね。こっちは何も悪いことやってないのに、自分でやっているんだったらしようがないけど、自分の部下がしたようなもんだから、我慢できなかったけどしようがないもんね。

●●アルツハイマー病でも困ってはいない

仕事がそういう状態になって、やけくそでビールばっかり飲んどって家で倒れたんです。

それで救急車で病院に運ばれて。それでアルツハイマー病やと言われて。別に特に心当たりはなかったよ。そりゃあ、たまには忘れるときはあるけれど、そんな深い心当たりはなかったね。僕はそう思ってるけどね。はたから見るのと自分から見るのとは違うんだろうけど、自分は精一杯やっているつもりでおったからね。

アルツハイマー病と言われたときは、やっぱりショックはショックだよな。生活していく上で、別にそれまでとあまり変わらないわな。アルツハイマー病だと聞いても困ってはいないですね。本当にそうなのかどうか病院だってわかんないじゃないですか。俺はそう思っているね。もっとちゃんとした病院に行って診てもらおうかという気持ちもあるけれど、別に今、自分が普通に暮らせているからいいのかなという感覚だね。

博子……主人が自宅で倒れて救急車で運ばれたのは胃潰瘍のときで、会社を退職になったあとです。ですから、会社には主人はアルツハイマー病だということは伝えていませんし、会社の人は誰も主人がアルツハイマー病だとは知りません。

●●子どもたちとは仲良くやっている

子どもたちとは仲良く普通にやっているね。「おかえり」やったら「おかえり」とか、「ただいま」は「ただいま」で。子どもに野球を教えておって、大田区で優勝しました。新聞にも

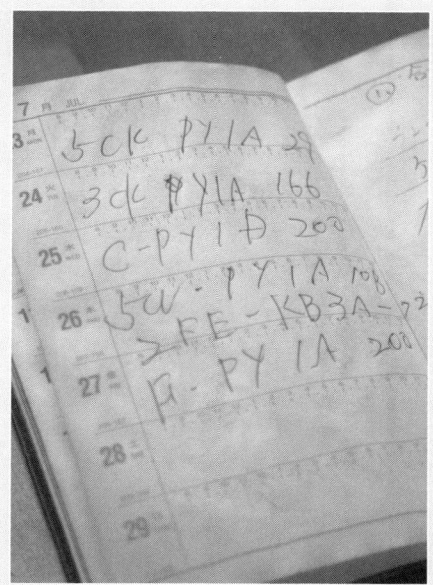

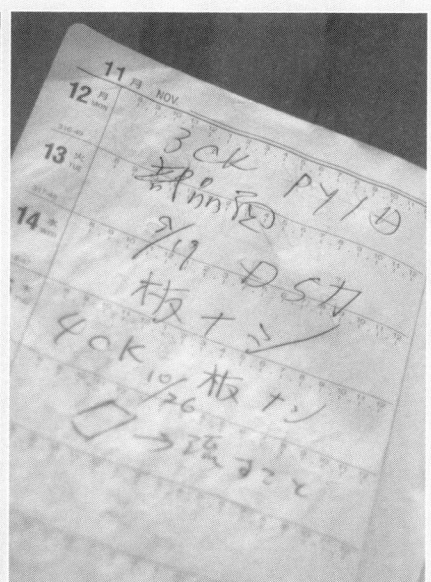

製品の品番を手帳にメモして、仕事に支障が出ないよう努めた。
子どもたち2人の生年月日を書き記したページも

出ました。少年野球でコーチをやっていたんです。草野球みたいなもんで6チームか7チームぐらいだな。子どもが小学校5、6年くらいのときかな。うちの子どもはキャッチャーもやったけど、ショート、セカンド、ピッチャーもやっていたよ。キャプテンだよ。右投げ左打ちで。最初は見に行くくらいだったんですけれども、だんだんやりたくなっちゃって、「ああじゃない、こうじゃない」って。昔から野球は好きだったけどね。草野球チームに入ってやっていたよ。キャッチャーをやっていた。毎週、試合か練習があって。また野球のコーチもしてみたいな。テレビでも野球を見るけど、試合を見とるより内容を見とったほうが面白いな。

●●不自由はしていないし 自分としてはあまり変わっていないと思う

あまり変わっていないと自分ではそう思っているんだけどね。そんなに不自由はしていないし、自分のことは自分でできるようになって。洗濯物を畳んでもらって、自分の引き出しにしまったり、普通と変わらないと思うけどね。

生活していて困ったことは別にないね。外に出て道がわからなくなったりとかいうことはないからね。ほとんど近くのたばこ屋にたばこを買いに行くぐらいのもんでさ、そこぐらいしか動かなかったけどね。自分としてはそれほど変わっていないんじゃないかと思うんだけどね。自分でもの忘れが多くなったとか、ちょっと怒りっぽくなったとか、ちょっとおかしいなというふうに思ったことはないね。

別に家にいたって仕事は見つからないから病院も苦にはならなかったね

病院は良かったよ。楽しかったよ。病室は４人部屋で、自然に同じ部屋の患者さんと話すようになって。同じくらいの年齢の人が多いからね。困ったことは別になかったね。病院では何が面白いということはなかったけど、苦にはならなかったね。別に病院におったたって困らなかった。人がおるじゃん、いろんな人と話ができて楽しかった。大体40～50歳ぐらいの人が多いな。結構、話の話題が同じだし、病院にいても苦にはならなかったですね。はじめは「かみさんに会いたい」「家に帰りたい」と思ったけどね。だけど慣れてきたら、別にどうってことないなと。別に家にいたって仕事は見つからないんだからさ、病院に入っておったって別にどうってことないと思うけどな。

初めのデイサービスが良かった今は病院にいるような感じだ

運動さえできればいいよ。体が動かせればいいよ。キャッチボールや散歩もたまにはしたいけど、する相手がいないし、そういう道具もなかったら、やっぱりだめだしね。

初めのほうが良かったよ。あのときが一番良かった。もう一回、大田区に戻りたいなと思っているよ。やっぱり自分に合っているんだな。今、行っているところなんか、あまり合わない。雰囲気的に合わないな。ただおるだけという感じだな。だからもう1回、大田区には戻りたいなと思うよ。前のほうが過ごしやすかったね。利用者は同い年ぐらいが多いよ。談笑できるものね。今は病院におるような感じなんだよ。大田区に戻りたいよ。やっぱり雰囲気的にやっぱり違うわね。何かみんな一緒におるような感じがするもの。今、それがバラバラに離れているような感じ。大田区の場合はもうみんなが一緒におるような感じだったものね。今はバラバラみたいな感じですね。だから向こうのほうがいい。大田区におったほうが良かったなと思うよ。

今は決められたことをやるような感じだものね。「何時から何分やってください」とかさ、30分とか、20分は20分でさ。「今日は調子がいいからもっとやりたい」と言っても、次にその機械を使う人が決まっているから。順番に回っているようなものだからね。やりづらい、今のところは。やっぱりみんながおると、一人ひとり面倒みられないものな。無理な話だよ。

博子……大田区にいるときに利用していたデイサービスはとても家庭的な雰囲気でしたし、本人や家族の希望にも臨機応変に対応してくださいました。引っ越しをした関係で、今は別のデイサービスを利用しています。設備やスタッフは揃っていると思いますが、その施設のシステムやプログラムに合わせなくてならないため、家族は突っ込んだ話ができませんし、本人も自分のペースでできず、ほかの利用者と共有する時間もないようです。

●●暖かくなったらかみさんと散歩しようかなと思っているけどね

別にどこでもいいかなと思っているけどね。話せる人がいるという。大田区におったときだったら、もっと話ができたけれども、今だったら、ほとんどしたことがないものね。だから、大田区に行っていたほうが、人としてのつながりがあったね。今は本当に、「あの人、顔は知っているけど」という感じだよ。家におるよりもましだ。そうだよな、やっぱり。昼間だれかおって、何かしゃべれるじゃない。

ホームヘルパーさんとはほとんど話はしねえもんね。仕事だからね。仕事で来ているんだから。仕事で来ているから、話しかけちゃ、ちょっと悪いかなと。しょうがねえなと思って、ああ、もう飯だけつくりに来てくれればいいやなと思っているから。

いつも頭にあるのは大田区におったときの、あっちのほうが一番良かったよ。やっぱり一番良かったわ。

余計なことは考えない。「人は人だよ」と思っているからさ。あまり深いことは考えない。今は別になるようにしかならないんだと思ってきて、それでいいんじゃないかなと思っているけどね。なるようにしかならない人生だと思っているから。みんなとおるときが一番いいよ。何も話しせんでもさあ、わあわあわあ騒いでいるだけで、それは楽しいよ。

病気が治ったら、やっぱり仕事がしたい。ぜいたくを言えば営業の仕事がしたいですね。同じ仕事したいね。事務系の仕事は無理やな。やっぱり俺は営業のほうがいい。お客さんとは、全くまっさらな状態から始めないといけなくて関係を築くまで大変だと思うけど、最初だけだからね。面白いと思うね。やりたいなと思うけど、探してみりゃないもんね。営業の仕事がやっぱり自分では向いていると思うんだけどね。仕事はしたいんだ。仕事はしたいよ。たとえ1万でも2万でもいいからさ、アルバイトや内職みたいのでもしようかなという感覚はあるんだけどね。

暖かくなったら、かみさんと散歩しようかなとは思っているけどね。仕事しているからあまり無理なこと言えないけどさ。頑張ってくれているなと、それだけはありがたいなと思う。

家族の思い1

経済的に余裕があれば、気持ちにゆとりもできて主人にもっと優しく接することができると思う

中村博子
Nakamura Hiroko［43歳］

信治
夫……Nobuharu［56歳］＊本人の声2参照
疾患名●アルツハイマー型認知症
発症時期●45歳頃［平成6年頃］
家族●長男……［19歳］、長女……［13歳］

●●子煩悩だった主人 私よりも子どもを抱いている時間が長かった

主人とは、今から20年程前に会社で出会いました。主人は大阪で電気関係の会社に勤めていて、東京支社へ転勤になり、東京でプリント基盤の会社に転職したのです。そして、その会社に私が入社したのです。いつも笑顔で、主人が営業から戻ってくると、なぜか安心して仕事をすることができました。会社の人たちとの付き合いも良く、関西出身のせいか話も面白くて、いつも人に囲まれていました。

結婚すると会社の人たちを家へよく呼んでいました。六畳一間の狭い部屋に会社の同僚が10人も来て、私の居場所がなくなることがよくありました。長男が生まれ、近所の人からは子煩悩で明るく楽しい人だと言われていました。長女が生まれるとますます喜んで、休みの日には家族で遊園地や動物園によく行きました。実際、主人はとても子煩悩で、私が子どもを抱いている時間よりも主人が抱いている時間のほうが長いくらいでした。

●●● もの忘れの兆しが日常的な小さな変化が積み重なって

長男が小学校3年生くらいの頃、子どもたちと「お風呂から出たら近所のお祭りに行こう」と話していたのに、お風呂から出て子どもたちが「お父さん、お祭り行こう」と言うと、「俺はそんなこと言っていない」と言って子どもたちを泣かせてしまいました。後で「本当に覚えていないの」と聞くと、「覚えていない」と言うのです。また、休みの日にはよく子どもたちにお好み焼きを作ってくれたのですが、あるとき、キャベツを全部切ってしまっていて、私が何気なく「キャベツを全部使ったの」と聞くと、「使っていない」と言うのです。私がキャベツの芯を出して「全部使っているじゃない」と言うと、「そんなことするな」と怒るのです。

娘と私たち夫婦の3人で東武動物公園へ行ったときのことです。主人が入り口近くのトイレへ行き、私と娘はトイレの前で待っていたのですが、30分経っても戻ってきません。公衆電話から主人の携帯電話に電話をかけて「どこにいるの?」と聞くと、「さっきいたところ」

というようなことを言うのですが、全然要領を得ないのです。周りに何が見えるのか聞いて、いろいろ動物の名前を言ってもらって、私たちが大体の見当をつけて主人を見つけました。入り口近くのトイレからは遠く離れた、まだ行ってもいないところに立っていたのです。私たちとどこで別れたかという記憶がなかったようです。そのときは病気だとは知りませんから、当然、「何で一人で先に行くの」と言いましたが、そうした発言は主人を怒らせる原因になるのです。そのときも「何だと、うるせえ」と言い返されました。娘はそのときはまだ保育園に通っていたのですが、二度と主人とは出かけなくなりました。その後も、主人は「上野動物園へ行こうか」「豊島園へ行こうか」と誘うのですが、そのときが最後でした。

日常的な、小さな「変だな」ということ、何かしても「俺じゃないよ」ということが積み重なっていて、私もおかしいと感じていましたが、子どもたちにとって良いお父さんでいてくれればと我慢していました。

暴言、暴力の毎日 常に緊張感のある家庭

最初に主人のひどい暴力が出たのは、息子が小学校5年生のときです。「家に帰りたくない」という友達に息子が付き合って帰りが遅くなったので、「お父さんにビンタされるくらいの覚悟でいなさい」と言って家に連れ帰ったのですが、主人が何も言わずにいきなりお腹を蹴り飛ばしたので、私も子どもたちも非常にショックを受けました。主人は「父親は強いという

ことを見せるためであり、しつけなんだ」と言いましたが、とても納得できませんでした。そして息子がビクビクしながら泣いているところに、「溺れている子どもがいて、泳げないおまえが助けようと飛び込んでも、2人とも沈んで死んでしまう。そういうときは先生でも親でも、周りの大人に助けを求めなくてはいけない」と言うのです。〝蹴る前に言って〟と思いましたが、主人は何度も何度も同じことを繰り返し言うのです。もしかすると、アルツハイマー病の症状の現れだったのかもしれません。

その頃から、突然「何だとぉ」と大声を出して怒り出すことが多くなり、私は主人と話もしたくなくなりました。今思うと、おそらく会話をしていても何を話しているのか忘れていたのだと思います。「馬鹿にしているのかぁ」と急に怒鳴り出すのです。私は〝何で怒鳴られるの〟〝何で怒るの〟〝何を怒っているの〟と思う毎日でした。

私や息子に対して「気に入らないなら出て行っていいから」と言うようになり、しまいにはまだ保育園だった娘にまで同じことを言っていました。また、私には「離婚届の用紙を持ってこい」とよく言っていました。私が用紙を持ってきていれば本当に離婚していたかもしれません。ただ私は、〝主人は本気ではない〟と思っていましたし、保育園の娘がいるのに〝果たして離婚していいのか〟と考えました。どんなお父さんであれ、娘が「お父さん、お父さん」と近づく姿を見ればお父さんは必要だと思う一方で、息子にとってはお父さんと一緒にいることはマイナスだと思っていました。

主人が「俺が出て行けばいいんだな」と言うようになった時期があります。大きめの紙袋に着替えやシェーバーなどを入れた〈家出セット〉を作って、「俺が出て行く」と。娘は小学校に上がったくらいでしたが、「お父さん、出て行っちゃ嫌だ」と泣くのです。二人で玄関に座り込んで壁を作ったのですが、私は〝このまま帰ってこなくてもいい〟と思っていました。まだ物事がわからない状態ではないと思っていたので、〝どうするつもりだろう〟という気持ちと、娘の手前、お父さんが出て行っては困るという態度を見せなければまずいという気持ちがあったのです。主人は私たちをまたいで出ていきました。娘に「お母さんがお父さんを怒らせちゃったの。ごめんね」と説明していたら、主人は1時間ほどで帰ってきました。冬で寒かったこととお金を全く持っていかなかったのです。おそらく何が必要なのかさえ頭に浮かばなかったのだと思います。自分でも何かおかしいと思っていたようです。階段に座り込んで「俺は一体どうしたらいいんだ」と頭を抱えてしまったのですが、私にはかける言葉が見つかりませんでした。

何とかしないと息子が殺されてしまう 娘のことまで手が回らない

息子が中学校1年生のとき、夕食時に何か生意気な言い方をしたのでしょう。中学校1年生ですから生意気な言い方もすると思うのですが、主人はスッと立ち上がって、いきなり息子の顔を蹴ったのです。箸が顔の近くにあったので、息子は口の中を切って血だらけになりました。主人は血だらけになってひっくり返っている息子を、顔もお腹も構わず踏みつけ続けました。娘はブルブル震えながら、壁に張り付いて泣いていました。私は娘をかばうよりも、何とかしないと〝息子が殺されてしまう〟という気持ちがあったので、主人の上半身を引き離しながら、息子に「逃げて」と叫びました。しかし、息子は逃げずにそのまま主人の足にしがみついていました。主人の暴力が収まるとようやく息子は自分の部屋に戻りました。そのときはまだ「アルツハイマー病」と診断されてはいなかったのですが、息子には、お父さんは血の流れが悪くて、もの忘れや興奮したりする病気だと伝えていました。後で息子からは、「僕はお父さんが病気だからやり返さなかったんだ」と言われました。

主人と息子のそういう状態が続いて、家の中はピリピリしていました。私自身、全然気持ちは落ち着かないし、いつ何が起こるかわからないので主人と息子を残して家を空けられませんでした。娘にも目を向けてあげられれば良かったのですが、そういう余裕もなくて、むしろ私自身のイライラを全部娘にぶつけてしまっていました。娘も「殴れば、殴れば」などと私を試すようなことを言うのですが、ただでさえ傷ついている娘に、私は言葉の暴力で激しく責めていたのです。娘が小学校中学年くらいまで、娘に対して感情が抑えられない時期が続きました。私の頭は主人と息子のことで常に不安で、娘にまで手が回らなかったのです。

●● 主人が悩んでいることに気づきながら何もできなかった

家庭でもこのような状態でしたから、会社でもいろいろ問題があったと思います。私が覚えているのは、同僚に「今日、▲▲▲（取引先）に行く日じゃなかったのか」と言われて手帳を見ると、自分の字で「▲▲▲〇時」と書いてあるのに、書いたこと自体忘れてしまっていて、「自分の字だということはわかるけれど、書いた記憶がない」と主人に聞いたことです。「何か変だから脳ドックを受ける」と、初めて自分から口にしたのです。私はその2年前の平成10年頃から、主人の変化を感じていました。ただ、まさか忘れてしまうとは思わなかったので、ふざけて忘れたふりをしているのだと思っていました。

私が脳ドックの予約に行くと、自覚症状があるのなら脳外科に行くように言われました。病院でCTを撮ると、白い点がたくさん見えて「多発性脳梗塞後遺症」と診断され、外科的な処置は何もできないからと心療内科に回されました。そこで積み木やパズルなどをさせられたらしくて、「俺は何ともないのに馬鹿にしている」と、それ以降、主人は病院へは行かなくなったのです。

本人は「もう営業はできない。自信がないから会社を辞める」と言っていたのですが、それを会社に伝えたところ、「何も辞めることはない」と、営業から工場に回してくださったのです。きっとそこでもいろいろと言われていたと思います。家の中でもだんだん自信をなくしてきていたのだと思います。「自信がない」ということをそのころから言い始めました。

主人は、自分でも思いどおりにできなくなっているという意識はあるので、それまで自信を持っていたことが私や同僚から否定されたりすることが非常に嫌だったと思います。

お医者さんから「うつ状態」と言われていた時期があります。ものすごい落ち込み方で、何時間もずっと動かなくなってしまうのです。もともとしゃべることが好きでおとなしくしていることがなかったので、私は見たことのない主人の姿にとても驚きました。

しかし、この頃、私は主人の子どもたちに対する態度に腹を立てることが多く、主人が悩んでいることに気づきながら何もできませんでした。何もしてあげられなかったというより、気持ちにゆとりもなく、何もしたくないと思っていました。本当は声をかけたり散歩に誘ったりすれば良かったと思いますが、主人とは一緒にいたくなかったのです。また、下手に話しかけて暴れたり怒鳴ったりされても困るので、どう話しかけていいのかさえわかりませんでした。

主人は体調が悪くても病院には行かない人で、胃潰瘍で倒れたときも痛みや吐き気をずっと我慢していたようです。ある日、私が仕事で夜遅く家に帰ると玄関先に倒れていて、病院へ行くと「もう少しで危なかった」と言われました。「頭が痛い」と言っていた時期があるので、そのときに無理やりにでも病院に引っ張って行けば良かったと思います。

〝もしかしたら痴呆ではないか〟と思ったこともありましたが、40代半ばでなるとは聞いたこともなかったですし、高齢の方に特有の病気だと思っていましたから、〝アルツハイマーじゃないか〟と思っても、「違う」と打ち消していました。おかしなことがあると、冗談ぽく〝この人はアルツハイマーだから〟と思うようにしたのです。そう思うことで自分を納得させるようにしていました。

ですから、会社から診断書を出すように連絡があったときは正直少しホッとしました。また病院に連れていけると思ったからです。主人は、会社の業務命令ということで渋々病院には行きましたが、「俺は病気じゃない」と怒っていました。

●●高校生の息子さんにも働いてもらいますよ

さらに2年くらい経った頃、再び会社から「ご主人がおかしい。まるで別人じゃないか」と電話があり、診断書をもう一度出すように言われました。平成14年1月、MRIを撮ったときに初めて「アルツハイマー病」と伝えられました。このときは私だけ告知されて、ショックを受けると思い、本人には言いませんでした。診断書を書いてくださった先生は「アルツハイマー病」では会社を辞めさせられてしまうだろうからと、「多発性脳梗塞後遺症」という病名にしてくださいました。結局は、会社から「辞めてほしい」と言われてしまいましたが。ですから、会社にはアルツハイマー病だということはいっさい言っていません。会社の人は誰も主人がアルツハイマー病だということは知りませんでした。

告知されたときは、不安な気持ちなどは後から出てきて、その瞬間はホッとした記憶があります。お医者さんに「海馬と大脳の一部に萎縮が見られます。アルツハイマー病です」と言われて、〝やっぱりそうだったんだ〟と思ったのです。もの忘れを伴う「多発性脳梗塞後遺症」と言われていましたが、それだけでは私の心の中の不安は解消されなかったのです。何度か、病院の先生に「海馬や記憶をつかさどるところがおかしいのではないか」と聞いたこともありますが、「写真で見る限り何の異常もない」と言われていました。しかし、「何も異常がない」と言われても実際に症状があるのだから納得できなかったのです。「アルツハイマー病」と診断されたことで、モヤモヤしていた気持ちの落としどころが見つかった感じでした。

退職後に、主人が社会保険の延長手続きのため病院へ行くと、保険証には「多発性脳梗塞後遺症」と「アルツハイマー病」と2つの病名があり、初めて本人が〝アルツハイマー病〟という病名を目にしました。「俺はアルツハイマーなのか」と非常にショックを受けていました。当時は狂牛病が非常に騒がれていて、テレビで若い女性が立つことができずその場に倒れてしまう映像を見ていたので、自分がそうなってしまうと思ったようです。

主人の上司は、主人と私と3人で話し合う機会を平成14年初めから持ちたかったそうで、「何であなたは会社に顔を出さなかった」と言われました。もちろん主人にもプライドがあるでしょうし、私はそのことを聞いていなかったのですが、退職願が受理された後なので辞めざるを得なくなっていて、「長年頑張ってきたのに、本人も相当悔しいはずだ」と言われました。「以前は愛想が良く人付き合いも上手だったのに、最近は少し性格が変わった」と、主人の同僚たちから報告を受けていたそうです。

結局、主人は平成14年8月に会社を辞めることになり、私は区（大田区）の相談窓口に行きました。まず何が一番困るか聞かれて、「主人の収入がなくなるので生活するお金に困ります」と言うと、生活保護課に回されました。具体的に話を伺うと「高校生の息子さんがいますね。息子さんにも働いてもらいますから、奥さんと息子さんの収入では生活保護は受けられません」と言われました。次に何が困るか聞かれたので「今の家賃12万円を払っていけない」と言うと、住宅課に回されました。そこでも「お宅だけ特別扱いするわけにいかない」と言われ、「年に数回ある都営や区営の募集にハガキを出して落選したらそれまでです」とにべもありませんでした。そのときは突き放された感じがしましたが、年齢が若い主人のことで相談に行ったので、窓口の方も非常に戸惑われたのだと思います。

●●若年認知症に理解のある人はほとんどいない施設のプログラムに合わせなければならない現状

大田区からは分厚い冊子を渡されて「どこでもいいから自分で選んでください」と言われましたが、何を基準に選んでいいか全くわかりません。家族会の方にケアマネジャーさんとホームヘルパーさんを紹介してもらいましたが、主人はまだ自分のことはできましたから、ケアマネジャーさんには「お手伝いすることは何もない」と言われました。昼食は家族が用意すればいいし、「もっと家族も努力してください」と言われて、非常にショックを受けました。困っているから相談しているのに、何も手伝えないと言われたのです。生活上、困ることがあるようには見えなかったのでしょう。

保健所へ相談に行くと、「若年認知症の方は初めてなので、パイオニアになってください」と言われました。その後、保健師さんが病院を探してくれて、一緒に行ってくれたのですが、精神科の先生に診てもらったところ、「アルツハイマーではないからアリセプトを飲む必要はない」「薬も治療法もないけれど病院の隣にデイサービスがあるから、行くなら書類を書くので言ってください」と言われました。次の予約は取らなくていいけれど、経過は見たいのでまた来るように言われてガッカリしました。真剣に対応されているのでしょうが、〝突っぱねられた〟という印象を受けました。

これまでの経験から、若年認知症に理解のある人はほとんどいないように思います。初めて接するケースでしょうし、手さぐりの状態だとは思いますが、家族会でも対応が悪いという話を聞くことが多いです。私がお願いしているケアマネジャーさんも最初はなかなか理解を得られませんでしたが、ご自身で勉強されたようで、今では理解を示していただけるようになっています。そういう方はいいのですが、自分の考えを押しつけてくる人にはためらってしまいます。それこそ主人は病院をいくつ転々としたのかわかりません。

現在は別の区へ越したので、大田区とは別の2つのデイサービスに通っています。週1回利用しているデイサービスは病院に併設されているので、健康面のフォローはしっかりしています。1つのフロアーに運動器具や休息所、食堂があり、非常に広いです。以前、利用していた大田区のデイサービスは一軒家に皆さんが集まる形で、とても家庭的な雰囲気でしたし、こちらの希望にも臨機応変に対応してくださいましたが、多くの施設はその施設のシステムやプログラムに合わせなければいけないのが現状だと思います。そこは設備が整っていて、技術のあるスタッフの方が揃っているとは思いますが、いろいろと突っ込んだ話ができないのです。連絡ノートには血圧や体温くらいしか記入しないということで断ったのですが、以前のところは〝今日はこんな様子でした〟と毎日一言でも書いてくださいました。その日に何をしたのかがほんの一部でもわかったのです。また、40分くらい自由に自転車を漕いだり、自分のペースでできたのですが、今は全部プログラムが組まれています。脳硬塞の方などが運動機能の回復のために利用している病院に併設されているデイサービスですので、仕方がないという部分と受け入れていただいただけでもありがたいという思いはありますが、それぞれの方がご自身のプログラムをこなすので、ほかの方と共有する時間がありません。

もう1つのデイサービスは、週3回利用しています。連絡ノートにも、きちんとその日の様子を書いてくれますし、機械を使った運動やメンバーが揃ったときには麻雀もやっているようです。本人も他の利用者の方と会えるのを楽しみにしているようです。

●相談に行くと、収入が減ってしまう毎日の生活に困り、自己破産の道を選んだ

収入は、営業だった時期と比べると工場に回された時点で、手取りでいうと7万円くらいガクンと減りました。息子の教育ローンや夏冬のボーナス払いもありましたから、その支払いがものすごくきつくなりました。私も働いていましたが、時給で働いていましたので、主人のことで相談に行ったりして時間をとられるとその分収入が少なくなります。銀行のカードローンだけではどうにもならなくなり、積み立てていた息子の学資保険からお金を借りたりもしました。息子が私立の高校に推薦入学で行けることになり、入学金を作らなくてはならなかったのです。経済的にものすごく困って、会社からも給料の前借りをしたり、生命保険の貸付金制度を使ったりもしました。

主人は平成15年から精神障害者保健福祉手帳を取得していて、障害認定は2級です。障害年金は2か月に1回受給されるのですが、以前の主人の1か月分の給料くらいしか出ません。しかも、息子が18歳に達したときに、1か月2万円、2か月で4万円ほど減額されました。主人を病院やショートステイに連れていくことで時間がつぶれると、私の給料は減りますし、生活費もかかりますから、障害年金を受給していても生活は大変です。介護保険制度は限度額までは1割負担ですが、社会との接触を多くしようとショートステイやデイサービスを利用すると、自己負担分が生じてしまいます。それに家族で具合の悪い者が出たときなどに主

人のショートステイを延長すると、その分自己負担が余計にかかりますので、やりくりが大変です。

工場に回された時点で家賃の支払いは厳しくなりました。息子が、高校を休学して得たアルバイト代を家賃に充てると言ってくれたので、主人が退職するタイミングで家賃９万円のマンションに引っ越しをしました。環境が変わると病気が進行すると聞いていましたし、子どもたちも友達と離れたりするのはどうかと思い、なじみのある近隣の場所で探したのですが、なかなか見つかりませんでした。

また、なるべく安い家賃の場所をと思い、都営・区営の物件も探したのですが、倍率が高く優先順位が低いので、少し離れても仕方がないと考えて、ようやく平成17年の１月に現在の都営住宅に引っ越しました。

娘が中学校に入学する際も、生命保険の学資保険から入学準備金が下りても、それは決められた返済に充てることになります。本当に四苦八苦して無理矢理つないでいる状態が続いています。そこまで切羽詰まっていることは主人はもちろん、息子や娘にも一切話していません。若年認知症で本当に深刻な問題は経済的な部分なのです。

その後、いろいろな出費で本当に困り、ソーシャルワーカーに相談して、自己破産の道を選びました。

●●達成感、成果が見える働きかけをしてほしい

若年認知症自体は、理解が薄く偏見の目で見られたり、高齢者と同じ待遇をされて結局は断られたりします。もし、施設側が引き受けてくださっても「何で俺がこんなところに来なくてはいけないんだ」と本人が苦しみます。ですから、デイサービスでも高齢の方と同じプログラムでは「何で俺がこんなことをやらなければいけないんだ」と参加しないで、一人で浮いてしまうのです。

本人はまだ働く気があります。「自分の頭は狂っている」とよく言うのですが、それでも本人は「仕事をしたい」と言うのです。1個1円といった内職でもいいですから、誰かがそばにいて単純な作業を行うのであれば、たとえやることを忘れてもフォローしていただければ、何かできると思うのです。収入になるほどではないにしても、自分が何か仕事をしていると思えるようなプログラムが理想です。

今はデイサービスやショートステイに行っても、主人は漫然と時間を過ごしているとしか思っていません。家にいるよりはいいと思っていたり、麻雀などで他の人と接している時間は本人もとても嬉しいようですが、「働きたいよ、働きたいよ」とよく言っています。ですから、本人にとってやりがいのある、満足できるデイサービスや施設があればいいと思います。

私の父は心身障害者福祉施設で勤めていたのですが、そこでは入居者が木を焦がして模様

をつけたり粘土を丸めてお茶碗などを作ってデパートで売っています。しかし、それは純粋に欲しいと思って買うのではなく、人々の善意に訴える部分が大きいと思います。主人のような若年認知症の方たちはプライドや感情もありますし、その辺りはある程度わかると思いますから、「模様をつけてください」「粘土を丸めてください」と言われても、「そんなことは嫌だ」と否定すると思います。

例えば、チラシを配る作業にしても一人だと道に迷ってしまうと思いますが、誰かが一緒に行う形であればできると思います。チラシを作る際にもどうすればより映えたデザインのチラシができるか聞いて、本人が積極的に意見を出して何かを作って、それで成果が得られるような働きかけが理想的だと思います。〝自分がやった〟と満足できる達成感が得られて、皆に誇れるような。たとえ本人が忘れても、「これは中村さんの成果ですよね」と言っていただける形があったらいいですね。

●● 主人が納得のいく生活を送ってもらいたい

主人の暴力はだいぶなくなりましたが、時々、憎くて憎くてしようがなくなるときがあります。私には主人に対して様々な思いがあって、「すべて病気だったたから」という気持ちだけでは片づけられないのです。私の中で〝病気だから〟と思おうとする部分と、それだけでは割り切れない部分が共存していて、納得できない気持ちが大きいのです。

主人はヘルパーさんに、「桜が咲いた時期には、女房と花見に行きたい」というようなことを言うらしいのですが、今の私にはそんな余裕はなくて、主人と一緒に散歩に行くことも嫌なのです。病院などには連れていきますが、それ以外はあまりかかわりたくないという気持ちがあり、それよりも子どもと一緒にいる時間を多く取りたいと思っています。

グループホームのようなところで主人が生活できて、やらされるのではなく自分から進んで満足が得られる生活がいいと思います。家の中でそれを実践するには私がずっとそばにいなくてはいけません。そのうえ、〝主人は何が向いているか〟〝何をやったら喜ぶか〟を考えながらやっていかなければいけません。そうすると生活が成り立たなくなってしまいます。その部分をデイサービスやヘルパーさんに頼って、散歩させていただいたりしているわけです。本当は24時間きちんと主人が納得いく、満足したと思える生活を送ってもらうことが一番いいと思います。ショートステイは主人のためというより家族の休息の時間という感じが強くて、そこは主人が犠牲になっている部分があると思います。

経済的に余裕があれば近所を散歩したり旅行に行ったりできると思うのですが、現実には家族会の旅行にも参加が難しい状況です。散歩くらいしたいと思いますが、主人とはある程度距離を置きたい気持ちもあるのです。経済的に余裕があれば、気持ちにゆとりもできて、主人にもっと優しく接することができると思うのですが。

家族の思い2

母が私をわからなくなる前にいろいろと関わりをもっておきたい

沢木侑子［仮名］
Sawaki Yuko［29歳］

幸子［仮名］
母……Yukiko［58歳］
疾患名●アルツハイマー型認知症
発症時期●52歳頃［平成12年頃］
家族●父……［64歳］、弟……［27歳］

●●今の私があるのは母が育ててくれたから

小さいときにはあまり考えたことはなかったのですが、今振り返ると、母は非常にきちんと子育てをしてくれていたと思います。いろいろ考えながら、ある程度は厳しく。厳しいといっても教育ママのような感じではなく、ポイントを押さえた厳しさで、子どもを信頼して自由にやらせてくれたので、こちらは締められている感じはしませんでした。進路を選ぶときにも絶対に反対はしないで、しっかり考える時間を与えてくれました。すぐに賛成はせずに、「何でそうしたいのか」を考えさせるのです。今思うと、自分で決定したことをきちんと認識させる時間を与えてくれていたのだと思います。どんなときにも母自身の考えを押しつけることは一切なく、アドバイスをしながら本人に考えさせるという感じでした。今日の私や弟があるのは、母がこのようにきちんと育ててくれたからだと思っています。

父とは長い間離れて暮らしてしていました。そういうこともあって、余計に母が一生懸命やってくれたと感じるのかもしれません。家庭環境はいろいろと複雑でしたが、母のおかげで私と弟は今の生き方ができているのだと思います。

●●母が変わりはじめた

母のことを〝ちょっとおかしい〟と感じるようになったのは、職場の愚痴を聞いても〝明らかにお母さんが悪い〟ということが多くなり、同じような愚痴を毎日毎日聞かされるようになったからです。こちらもイライラしてしまい、「自分のせいじゃないの」と言って、母ともめるようになりました。今までは喧嘩をしても理屈は通っていましたが、話の始めと終わりでつじつまが合わなくなり、理屈が全然通らなくなったのです。

また「やらないで」と言ったことを何度もやってしまったり、「明日までにやっておいて」と言ったことも忘れてしまうようになりました。途中からは〝たぶんだめだろう〟と思いながら頼んでいました。

私は大学生の頃で、甘えたり、わがままも言っていたとは思います。しかしあまりにもぶつかるので、母に病院に行ってもらいたいと思いました。いらついたり、やる気がなくなったり、計算ができなくなったり、時間を間違えたり……。時間的な感覚や空間的な把握が困難になってきて、私は症状から更年期障害だと思っていました。

母も自分で更年期障害だと思っていたようで、更年期障害の本を買って読んだりしていました。病気だとわかれば対応の仕方もあるし感情的にも抑えられますから、病院の受診を勧めたのですが、母は失礼だと言ってとても怒りました。更年期は女性が通るものという感覚がありますから受け入れやすかったようで、自分でそう思おうとしていたのかもしれませんが、それでも病院へ行くということには抵抗があったようです。今考えると、何となく更年期障害とは違うと感じていたのかもしれません。

また、母と頻繁にぶつかるのは自分にも何か原因があるのではないかと思い、私はカウンセリングに通うようになりました。先生には「何も悪いところはない」と言われましたが、精神的に滅入ってしまって、〝自分がおかしいのではないか〟ととても不安になりました。あまりにも母と話にならないので、〝私は子どもとして愛されていない〟と感じて、親子の縁を切ろうと籍を抜こうと考えたほどでした。

その頃は、すでに父とは離れて暮らしていたのですが、あまりにもぶつかることが続いてつらかったため、〝私がおかしいのかな〟と父に電話で相談したこともあります。しかし、どう考えても母がおかしいと思うようになったのですが、具体的な行動には移せませんでした。

こんな中で、一度帰り道の電車の中からホームに並ぶ帰宅途中の母を見かけたことがあります。私はそのときの母の顔が忘れられません。とても疲れた様子で、暗く、背中を丸めてやっと立っているような、今まで見たことのない姿でした。私はこのとき初めて、〝母も年をとったな、こんなに疲れて毎日つらい中で働いているのだな〟と思いました。しかし、母の状態とアルツハイマー病が結びつかず、時期が来れば治るだろうと考えて、特に何もしてあげられませんでした。

●●母を職場につなぎ止めなくては

母は30年余り看護師として働いていましたが、最後の10年余りは保育園の保健室で働いていました。保育園では看護師は一人職種で、歯科検診の統計を出したりするのですが、母は自分で計算することができなくなり、私と弟が手伝っていました。私は「何で責任をもってやらないの」「自分でやらないで人に頼むのはおかしい」と、母を責めていました。時には放っておいたり、「自分の仕事は自分でやってください」と突き放すこともありました。母は「やって」と言うのではなく、「もうできない」「わからない」と子どものように仕事を放り投げるのですが、そのことが私をよけいにイライラさせました。間違えがあると職場で指摘されるのです。母は「息子にやってもらったからわからない」と応えてしまっていました。当然「だめよ、自分でやらなきゃ」と言われますが、そういう判断もつかなくなっていたようです。

私が大学3年生のときに弟が地方の大学に行ったので、それから1年半ほどは母と二人で暮らしていましたが、その間はずっとぶつかっていました。大学院で私が地方に移るときも病気とは思わないので、〝移っても大丈夫かな〟という心配は全くしませんでした。今思うと、母が珍しく〝行かなくてもいいのに〟という反応をしたので、それだけ一人になるのが不安だったのではないかと思いますが、そのときの私は自分の夢に向かってまっすぐ走っていた感じで、母のそのような気持ちを察することができませんでした。

母は保育園の仕事を続けていましたが、ある日、「大事な書類をなくした」という電話が地方にいる私にかかってきました。私は急遽新幹線で東京に戻り、母と一緒に書類を探しました。母は自分では探しようもなかったようです。足取りを尋ねても自分では思い出せません。何回か聞いても、すべて違うルートを応えていました。

本当は仕事の書類を自宅に持ち帰ってはいけないのでしょうが、書類や日誌の整理もできなくなり、仕事が終わらずに家に持ち帰らざるを得なくなっていました。ほかの方よりも時間を要するので休日出勤をするようになり、最後の1年はほとんど休んでいなかったように思います。それでも「ほとんど日誌をつけていなかった」と退職するときに職場の方からは言われました。

「忘れてしまうから、必ずノートに全部書くように」「何でもいいからとにかくメモも貼るように」と私は母にノートを渡していました。〝母が仕事ができなくなってしまうのではないか〟という不安が私にはあったのです。うちは母の収入で生活していましたし、私は母が働けなくなること自体が恐怖でした。そのときはまさか一生の病気とは考えませんから、とにかく母を職場につなぎ止めなくてはいけないと思い、職場に失敗が知られないようにと書類を必死に探しました。何とか書類を入れていたという袋は見つかったのですが、書類は見つからず、「たぶん書類は保育園にあると思うから」と言って私は帰りました。次の朝、実際に書類は保育園で見つかりました。そこまで探したのですから中身があったら電話をしてくると思っていたのですが、母からは何の連絡もありませんでした。私が保育園に電話をすると、母は書類をなくしたことを忘れていました。私に電話をかけたことも、私が東京に来て一緒に探したことも、憶えていないようでした。「書類ならあるわよ」と一方的に電話を切られました。

今振り返ると、私が地方に引っ越したときに母の症状は進んだような気がします。このときから母は一人で暮らしていましたが、毎日のように私の家の留守番電話には母の声が入っていました。私はいつも帰りが夜中になり家にはほとんどいないから携帯にかけるように何度も母に伝えましたが、母は、私の携帯電話ではなく、家や研究室にかけてきました。研究室では何度も私用の電話がかかってくることで迷惑がられましたし、疲れて家に帰ると母の不安そうな声がいつも留守番電話に入っていて、私はとてもイライラしていました。次の日の早い時間に母に電話をするという思いやりはもてませんでした。私は大学院の研究で忙しかったので、〝おかしい〟とは思わないで、〝いい加減にしてよ〟と思っていたのです。

●● 職場の上司が病院に連れて行き、アルツハイマー病の疑いと診断

職場でも〝何かおかしい〟と感じていたようです。後から考えると意図的なものを感じますが、母を違う保育園に異動させました。異動すると子どもの名前やその保育園のやり方、設備などが憶えられません。また、1回行けば普通は道を憶えると思うのですが、母は毎日「○○保育園はどこですか」と、人に聞きながら行っていたそうです。4月に異動しましたが、すぐに仕事に支障が出て、4月中に職場から「病院へ行ってください」と言われました。

母が最初に病院を受診したとき、保育園は家族には伝えずに連れていきました。母から「保育園から病院に行ってくださいと言われた」ということは聞いていましたが、私は〝診断がついたら辞めさせられてしまう〟ということばかり頭にあって、「まだ行かなくても大丈夫じゃないの」と応えていたのです。今考えるとひどい話ですが、そのときは〝どうすれば母を辞めさせないで済むのか〟〝何かいい方法があるのではないか〟と考えていたのです。経済的なことだけではなく、今までずっと働いてきた母が仕事を辞めてどうなってしまうのかとても心配でした。「私が一緒に行くから、絶対にまだ行かないで」と念を押していたのですが、その忠告もむなしく、ある日母から職場の人と病院に行ってきたという電話がありました。

そこでアルツハイマー病の疑いがあると診断されました。休まずに出勤し続けて失敗すれば職務怠慢で懲戒解雇になると上司に言われて、半ば強制的に病気休暇を取りましたが、職

場では最初から辞めさせる方向で動いていたと思います。病気休暇は6か月で、病気休職はプラス1年半なのですが、母には病気休職の許可がおりませんでした。休職は復帰するのが前提ですが、アルツハイマー病は治らないからだということでした。末期がんの人でも病気休職がとれるのに、どう違うのかとかなり説得しましたが、休職の許可はおりませんでした。結局、退職するしかありませんでした。

保育園側は「本人が病院に行くと言った」と言いますが、認知症の症状がある本人の意思のみで家族に確認をとらず、状況も伝えずに病院に連れて行ったことには今でも疑問を感じています。診断書には保育園の人の証言で、いつ頃から仕事の手違いが増えて、子どもの名前を憶えられなくなったということが書かれているため、病気の発症日は初診日より前になっています。それは家族の証言ではなく、保育園側の証言なのです。この発症日についても本人と家族はいろいろな不利益を被っています。しかも、保育園では1年半くらい前から母の異常に気づいていたそうです。その間放っておかないで、せめて家族に連絡するなり、病院に行くよう勧めてくれれば、もう少し早く病院に行けたかもしれません。しかしそのときの上司は自分が巻き込まれるのをおそれて、知らん顔で状況も伝えず母を異動させました。異動前もいろいろ不手際が出る母に「辞めちゃえばいいのに」などとつらくあたっていたようです。これは、部下である母に対しても保育園の園児に対しても、明らかに職務怠慢だと今でも怒りがこみ上げてきます。それと同時に、一番近くにいた家族である私がなぜ気づいてあげられなかったのか、母は自分でもうまくできないことを感じていたでしょうから、その間どのような気持ちで職場に行っていたのだろうと考えると、とてもつらくなります。あのときもう少し母の言っていることに愚痴に耳を傾けていれば良かったと申し訳なく思うこともあります。

ものすごく小さく見えた母 普通の幸せが音を立てて崩れていく

上司から「休職してください」と言われたときに、母は「確かに忘れたりして今の仕事はできないかもしれないけれど、掃除でも雑用でも何でもいいから辞めたくない」と訴えていました。しかし、看護職として採用されていますからそれは無理でした。結局、病気休暇を取ることになりましたが、その帰り道で母がものすごく小さく見えました。「私、これからどうなるのかしら」と、とても不安そうでした。

私は母が泣いているのを見たことがありません。弱いところを見せない人で、つらいことがあっても「大変なのよね、アハハ」と笑って、明るく乗り越える人でした。人には見せないで自分一人で抱え込んでしまうので、見ていてつらく感じることもありました。

〝自分が倒れたらおしまいだ〟と気を張って、ものすごいストレスだったと思います。経済的な心配や一人暮らしになって環境が一変したことが、病気を早めてしまったのではないかと考えたりもします。「頭が痛い」「めまいがする」「気持ちが悪い」とよく言っていましたし、きれい好きだった母が片付けができなくなりました。私が大学4年生くらいからは、テーブルはいつも山のようにグチャグチャでした。私は友達が来たときに家の中が散らかっているのが嫌で、全部袋に入れて別の部屋に移していましたが、母は自分では一応把握できていたらしく、移動されたことでよけいにわからなくなって混乱してしまったようです。このことも私の後悔の一つです。

母は自分でもアルツハイマー病だと思っていたのではないかと感じたこともありました。私も関西と東京を1年に30回以上も往復しました。しかし、私はちょうど修士論文をまとめなければならない年で、大学院のほうでもいっぱいいっぱいで、母よりも自分のことが不安でした。自分はまだ若いし、結婚もしたいし、先の人生もあるのに、こんな母を抱えてしまってどうしようと、母の心配にまで気が回りませんでした。母を放っておくわけにもいかないし、私だって普通に生きたい。私と同じくらいの年の子は何も考えないで好きなように生きているのに、と現実を受け入れられませんでした。普通の幸せが、何か音を立ててガラガラ崩れていくように思えました。

●家族のことを理解できない

母が金銭管理をすることが難しくなってくると、私が通帳などを管理するようになりましたが、母には私が財産を全部持っていってしまうのではないかという思いがあったようです。母は、通帳を隠して置き場所を忘れてしまったり、私がいない間に通帳を私の部屋から探し出して持っていくこともありました。また、財産ということにおそらく絡んでそう思ったのだと思いますが、自分の家が誰かに盗られるのではないかと、朝早く管理人さんのところへ行って、「いつまでこの家にはいられるのですか？」「もう、この家はなくなっちゃうの？」と聞きに行き、管理人さんに連れられて戻ってくることもありました。

介護保険を使い始めようと思った時期には介護保険の認定調査の方が来たことからか、家を施設のように思うこともありました。父の家で預かってもらっているときは、食事を作っていた父を「ご飯を作ってくれる人」と呼んでいました。自分の夫だという意識がなかったようです。「お母さんの旦那さんでしょう」と聞くと、「誰が決めたの？ そんなことお母さんは教えてくれなかった」と不安になったり怒り出したりしていました。

しばらく離れて暮らしていた弟のことも自分の子どもと認識できずに、「あの子はどこから来たのかしら」「ズカズカ入ってきて」と私に訴えていました。「お母さんが産んだ子だよ」と言うと、「そんなこと私知らない。誰が決めたの？」と怒るのです。弟が再び就職で地方に行くことになり、家族で食事に行ったときにも自分の子どもとは認識できませんでした。「お母さんの息子だよ」と言うと、「今日の会はこういうことを私に知らせる会だったのね」と怒ってしまいました。この時の弟は非常につらかったと思います。

母が退職してからの2年間は東京に帰ってきた弟と私で母の面倒を看ました。私が忙しくて手に負えない時期には父の家に母を預けましたが、介護保険や福祉制度は利用していませんでした。私たちはまだ、どのような検査でアルツハイマー病と診断されたのか、主治医に詳しく話を聞いていなかったので、まだ〝もしかしたら違うのではないか〟という期待があったのです。そのときはまだ母の病気を受け入れられていなかったのだと思います。〝もしかしたら治るかもしれない〟〝また仕事に復帰できるかもしれない〟という期待があって、具体的に何も動けなかったのです。障害者手帳や介護保険にもとても抵抗がありました。しかし、新しい病院でもう一度すべての検査を受け、はっきりとアルツハイマー病と診断されたことや、実際に母の症状も進んでいったことから、だんだんと現実的に受け止めるようになり、今度は、もうこうなったら利用できるものはすべて調べて利用しようと、弟と区役所や保健相談所、知り合いの公務員の方、インターネットなどであらゆるサービスを調べて申請しました。ここでは、申請書を書くのにも大変な時間を要しました。平成16年3月には介護保険の認定を受けました。しかし、まだ若い母にはなかなか適当なサービスが少なかったことや、家族もホームヘルパーなど家に他人を入れることにも抵抗があったため、実際にサービスを使い始めたのは9月に入ってからでした。

●●●ずっと関わりたい、自分の人生も考えたい

再び母と二人になってから、私は母の近くにいたいという思いと、自分のやるべきことがあるのに母のことで大学院の研究にも集中できないという思いで、イライラしていました。また、母には暴力の症状が出たり、うつ状態が続いて眠れない状況が続いていました。その

頃の母はとても暗く、「連れていかれる」「まだ墓場には行きたくない」「私はいつまで生きられるのかしら」とよく言っていました。私も精神的にも肉体的にも時間的にもつらくて、大学院を1年間休んで立て直すことにしました。

それまでの研究は、実験が中心でどうしても研究室に長時間拘束されてしまい、介護との両立は困難でした。また、経済的にも不安があり、私は大学院での研究を辞めて就職するかどうか悩みました。しかし、そのとき私がフルタイムで働くにはあまりにも母の状態が安定していませんでしたし、大学院を途中で辞めて自分が情熱をもって働ける仕事に就けるとも思えませんでした。そのころ偶然、大学で新しいコースが立ち上がりました。そのコースは今までの専門知識を活かせて、かつ勉強は大変ですが実験が中心ではないだけ母を看る時間がとりやすいということもあり、新しいコースに進路変更して大学院を続ける選択をしました。そのコースの試験の直前の時期には母を父の家に預けて受験勉強に集中しました。この間にも、父からの留守番電話に母の泣き叫んでいる声が入っていることがありました。私は一人でその声を聞いて、父のことも母のことも心配になり、とても不安になりました。しかし、私や弟より父のほうが病気の母を看ている時間も短く、まだ慣れていないのだ、私たちだって母の言動を冷静に受け入れられるようになるまでには2年間かかったのだから。母にはかわいそうだけれど、今後のことを考えれば今は我慢してもらうしかない、と必死に自分の勉強に集中しました。父もとても大変だったと思います。試験の結果が出てから父の家に遊びに行くと、母は私の顔を見るなり「帰りたい、帰りたい」と訴えました。母にとって車の移動はとても疲れるようでしたし、やはり東京の自分の家で生活したかったのでしょう。いつも東京からそちらへ行くときには心が痛みながらもだましだまし連れて行っているという感じででした。父が母を乗せて駅まで車で迎えに来てくれたとき、母は東京に帰れると思っていたようで、そうはないとわかると車が走っているのにドアを開けて降りようとしました。仕方なく私は次の日母を連れて二人で東京に帰ることにしました。父と、介護保険の利用を現実的なものとして話したのはこの頃です。

認知症は、怪我や病気になることで症状が進行したり、ほかの疾患を併発して寿命が短くなることがあると私は考えています。ですから、日常の些細なケア（安全面、規則正しい生活、栄養、清潔面、運動など）がとても大切だと思います。私は母にできるだけ元気でいてほしいし、病気も進行してほしくないので、日常の世話を十分にしてあげたいと思っています。その反面、自分の時間がなくなるとイライラしたり、焦ったり、将来にとても不安を感じることもあります。今後、私も新しい家庭をもつだろうし、自分で生きていけるだけの仕事はしないといけないないし、収入がなければいざというときに父にも母にも何もしてあげられないし、と考えると、どこまで母の面倒を見られるのだろう、ある程度父に任せないといけないのかなど、いろいろなことを考えていました。自分の人生と、母のことの兼ね合いが非常に難しかったのです。〝母を看ていきたい〟〝ずっと関わっていたい〟と思いますが、自分の人生も考えなくては、と。

日常的な細かいことについては、異性ということもあり、父の気がつかないこともたくさんあると思います。特に、父は長いこと離れて暮らしていたので、生活習慣の違いでぶつかることがあります。私は気づくこと、できることはやってあげたいと思い、なかなか思い切って父に任せることができませんでした。このような時期が長く続き、とても苦しみました。

最近は、父が母への対応にだいぶ馴れてきたこともあり、私もだいぶ割り切れるようになり、父に任せられる部分が増えてきました。徘徊があって行方不明になったり、暴力が出たり、排泄の失敗が続いたりと、母を一人で看ることは目が離せないので自分の時間もほとんどもてず、疲れるし、本当に大変なことですが、本当に一生懸命やってくれていると思います。そのおかげで私は前より自分のこれからの人生を考えて集中して動けるようになりました。とても感謝しています。ただ、慣れたとはいえ、やはり介護は誰が一人で抱えても大変なことだと思います。だからこそ協力して、父にも上手に自分の楽しみをもつ時間を作ってほしいと思っています。上手にバランスをとってつらいときには「つらいから手伝って」とお互いに気軽に言えるような環境で介護ができると、みんなが安定して暮らせるのかな、とふと思ったりします。

一人の人間として、本人と向き合ってほしい

大学院の試験が終わり、ある程度一段落したところで、介護保険サービスを利用することにしました。最初はホームヘルパー、しばらくしてデイサービスの利用を始めました。

最初にお願いしたデイサービスは、一般デイといって認知症専門のデイサービスではありませんでしたが、所長が元看護師の方で病気のことも理解しているということで受け入れていただきました。しかし、ほかの利用者より若い母は手に負えなかったようです。トイレから戻ってきて座る場所を間違えただけで、「目が離せないから預かれません」と言われたこともありました。確かに、認知症専門ではないので、スタッフの数も経験も母には対応できる状態ではなかったのだと思います。ある日、送迎の車から降りたとたんに母が逃げ出した、手に負えないので家族に迎えに来てほしい、という連絡がデイサービスから入りました。母は長時間移動することにとても不安を感じ、精神的に不安定になります。それまで送迎の車は、何人かの利用者を乗せてから最後に母を迎えに来るというように、母が乗ってから施設に着くまでそれほど時間がかからないように考慮してくれていました。しかし、事情を聞くとその日は最初に母を乗せてその後2人を拾ってデイサービスに向かったため、乗車時間が長くなったことで不安にもなり、疲れてしまったのではないかということでした。さらに、ドライバー以外にもう1人スタッフを付けなくてはいけないはずが、スタッフはドライバー1人でした。このため、母の異変にすぐに対応できなかったのだと思います。施設側は「試してみました」と言いました。家族に事前に連絡があれば、無理なので電車で家族が連れて行くなどそれなりの対応ができたと思うのですが、何の予告もなかったのです。小さなことですが、母にとってはこれだけの配慮がとても大きく影響するのです。私は、専門職でもこの程度の理解が現実なのだな、と愕然としました。その日は家族がどうしても迎えに行くことができなかったため、急遽ヘルパーさんが迎えに行ってくれましたが、そのとき母は鍵のかかる小さな部屋に所長と2人で隔離されていたそうです。施設側としては安全を確保するため仕方がなかったのでしょう。この一件をきっかけに、母はそれまで何とか通っていたデイサービスに行くのを嫌がるようになり、次のときには、連絡ノートに「今日は一度しか笑いませんでした」と書かれていました。結局はその1回でケアマネジャーを通して断られました。

2つ目のデイサービスは、なるべく移動時間が少なくてすむ距離で、認知症のクラスがあり、明るくてきれいなところ、と父と2人で何か所も見学をして選んだところでした。自宅に看護師と責任者の方が面接に来ました。このとき驚いたことに2人とも本人に自己紹介もなく、責任者は家族に話を始め、看護師はいきなり母の隣に座って、体温計を突っ込み、血圧を計り出しました。母は突然のことに驚いて、怒り出しました。二人が帰ってから、「おいはぎが来た」「自殺する」とまで言ったのです。父が憤慨してすぐにそのデイサービスに抗議の電話をかけ、結局、利用もしませんでしたが、母のことを一人の人間として接しなかったことがこのような結果を招いたと私は考えています。最初に本人に名刺を渡してきちんと自己紹介をしていたら、こんなことにはならなかったのではないでしょうか。事前にいろいろお願いはしていたのですが、そこまで具体的な行動を要求しなければ人として当たり前の接し方もできないのかと、とてもがっかりしました。

それから半年ほどは母の様子を見ながらホームヘルパーだけの利用を続けていました。ちょうど自宅から歩いて5分もかからないところに新設されるデイサービスが利用者の募集を始めたという情報を区報で見つけ、ケアマネジャーにお願いして申し込みをしました。これが1年近く続いて今も利用している3つ目のデイサービスです。そこは、まず自宅から近い母の見知った場所であったこと、新築で明るくきれいなところ、まだ利用者が少なくゆったりしていたこと、近いので何かあったときに家族が対応しやすいなど、今までになく良い条件だと思いました。どのデイサービスでも、若年認知症と聞くととても構えてしまいます。このデイサービスも例外ではありませんでした。しかし、他と違ったのは、ただ構えるだけではなく、家族から細かく話を聞いてできるだけスムーズに母を受け入れられるような体制を整えてくれたことでした。最初の面接から融通を利かせて、母が少しでも良い気分になるように食事をしながらの面接にしてくれましたし、「できるだけ焦らず、少しずつでも母が安定して長い時間その場で過ごせるようになることに目標をおいて、慣れるまでは好きなときに来て好きなときに帰っていい」という対応でした。家族も、焦らず長期戦でいこうと、慣れるまでは必ず対応できる体制で預けました。母が不安定なときにはスタッフの方が2人付き添って散歩に連れて行ってくれたこともあるそうです。

しかし、これだけのところでも、家族からいろいろお願いをするのはとても難しいのです。私たちは施設側も若年認知症の人は馴れていないということだったので、「どういうところに気をつけたらいいですか」と聞かれたときに、できるだけわかりやすくと思い、実際の対応の具体的な例を挙げて詳しく説明すると、非難されているととられてしまい、〝失敗したら家族に文句を言われるのではないか〟と警戒されてしまいました。「あまり言われるとスタッフが萎縮してしまう」と言われたこともありました。こちらは決して非難しているわけではなく、相手の専門性を否定しているわけでもありません。ただ、専門職と利用者の関わりといっても、根本は人間と人間の関わりだと私は思っています。もちろん最低限知っておかなければいけない病気についての知識はありますが、それよりも何よりも前に、母という一人の人間がそこにいるのです。若年認知症の患者ではなく母という若年認知症を患った一人の人間と関わるのです。母には母の性格や生活習慣や癖や考え方や今までの生き方があるのです。家族はそれを一番間近で見てきているからこそ母の代わりに伝えているだけで、これは決して専門的な話をしているわけではありません。あえて専門的と言うのであれば、家族は母にとってのみ一番の専門家であり、若年認知症の専門家ではないのです。そう考えれば、母が若年認知症を患っているからといって、他の利用者と何も変わらないのではないでしょうか。足の不自由な高齢者に対しては歩行に注意をしますが、それ以外はその人の性格を知り、その人自身と関わっていくのではないでしょうか。もちろんその病気により症状も様々で、気を遣う大変さも様々だとは思いますが、それでも人間と人間です。このような考え方をすればもう少し構え方も少なくなり、それだけスムーズにいくのではないでしょうか。本人にとって最も良いケアをするためには、病気の理解はもちろん、本人を一人の人間として理解し尊重することが大切だと思うのです。本人を中心に、施設と家族が協力し合って、お互いに気づいた点を伝え合うことで、より母も安定して1日1日を送れるのではないでしょうか。ですから、介護の専門的なことや、家族には見せない顔や、もっと家族がこのようにしたら良いと思う点などがあれば、遠慮なく教えていただきたいし、アドバイスしていただきたいと思っています。本人が安定することで、介護者もまたとても救われるのだと思います。

「その人はその人だ」と認め合える社会

職場の上司は母の異常に早くに気づいていたのに、自分の身を守るあまり、それを本人や家族に伝えることはありませんでした。母の親しい人の中にも変調を感じていた人はいたようですが、気遣うあまり言い出せなかったようです。そして、最後に気がついたのが家族でした。家族はあまりにも近い存在だし、もしかすると認めたくないという思いが無意識に働いて、なかなか気がつかないものなのでしょうか。でも、その間本人はどれだけつらい思いをして過ごすのでしょう。自分でも原因がわからず〝何でできないのだろう〟と不安を感じ、周りからも非難される状態が何年も続くのはとてもつらいことではないでしょうか。早くわかればそれだけ早く対処やケアができます。良くも悪くも、周りが気づいたときに当事者に伝えづらかったり、家族が否定してしまうのはなぜなのでしょうか。私が同じ立場でもきっと親身になればなるほど言いづらいと思います。その原因のひとつには社会的にはまだまだ認知症を患った人を下に見てしまう風潮や、特別視している部分が強いため、気遣ってくれる人も、腫れ物に触るような感じでためらってしまうところがあるのではないでしょうか。

認知症を患ってもその人自身は変わらないし、もちろん感情もあります。母は認知症を患ってもほかの人と変わらず、同じ時を生きているのです。ただ、病気のために様々なある特定の能力が失われてしまうだけなのではないでしょうか。このような考えが広まっていけば、もう少しは本人にとってつらいことが少ない社会になるのではないでしょうか。

●●母の築いてきた生き方に寄り添う

人には、その人なりに積み重ねてきたそれぞれの生き方があり、その生き方を尊重することがとても大切だと思います。私は〝ただ生きてさえいればいい、最低限のケアさえすればいい〟というふうには思えなくて、母がこれまで大事にしてきたことを、できるだけやらせてあげたいと考えています。母はとてもきちんとしていて、だらしないことが嫌いな人でした。綺麗好きだし、おしゃれだし、身だしなみや行儀などしつけも厳しかったし、それらは母が大事にしてきたことなのだと思うのです。私は母が今まで歩んで築いてきた生き方にできることは寄り添って実現させていく働きかけをしていきたいのです。また、母はとても文化的な生活をしてきた人だと私は思っています。私も小さい頃からいろいろと芸術に親しむ機会を与えてもらいました。しかし、今の母はそのような機会を自分から選択してつかみ取ることができません。ですから、私はいろいろと音楽会のチケットをとったり、無料のミニコンサートがあれば一緒に聴きに行ったり、季節ごとに自然を見に行ったり、たまに旅行に行ったり、ウインドウショッピングをしたり、私の洋服を選んでもらったり、母の活動を支援したり、と母に楽しんでもらう機会をいつも探しています。時々はちょっとだけ贅沢な気分を味わえる雰囲気のところに一緒に行って美味しいものを食べたりもします。母の反応はそのときによって様々ですが、その反応を見て、これはまだ母が楽しめる、これは少し理解するのが難しいのかな、と次に活かすようにしています。だんだん公共の場所での対応は難しくなるとは思いますが、それはその都度、母の状態に合わせて考えていけば良いと思っています。

最近母は、独身のときに一度行った、「パリに行きたい」とよく言っています。経済的には大変ですが、最後の大きな楽しみとして何とか連れて行ってあげたいのです。しかし、長時間の移動で混乱して病気が進むことが心配ですし、今でも排泄の失敗がありますから、いろいろと不安はあります。長期間家を空けたことで、戻ってきたときに自分の家を忘れて混乱して、一気に病気が進行する可能性も考えます。しかし、本人がやりたい、と強く望んでいることを実現して病気が進行してしまったのならそれはそれで仕方がないのかな、とも思ったりもします。すでに、母はずいぶん前から私のこともはっきりと娘であるという認識がもてないことがあり、「お父さんはいらっしゃるの?」などと聞いたりします。どちらにしても、最後の賭けだとは思いますが、本人の思いを叶えられるのなら、状況のわかる家族会の方や母の古い友人、親戚を誘うなど、悪い影響が出ないよう、できる限りの準備をして、母の状態が良いうちにできるだけ早く実現できたらいいな、と考えています。

＊本編までの4編は、聞き取りをまとめたものです。

家族の思い3

父の後ろ姿がどうしようもなく悲しく涙が止まらなかった

鈴木聖子
Suzuki Seiko［23歳］

剛史［仮名］
父……Takeshi［53歳］
疾患名●ピック病
発症時期●47歳頃［平成11年頃］
家族●母……［50歳］、兄……［26歳］、弟……［21歳］

●●元気だった頃の面影はどこにもない

1週間ほど前に、父が入院していると聞いた病院を訪ねました。

父のいる施設は、インターホンで看護婦さんを呼び、鍵を開けてもらわないと出入りできないようになっていました。ガラスのドア越しに父の姿は見えません。父は、保護室に入っていて、面会できないとのことでした。

ただ保護室にはビデオカメラがついていて、それのモニターは見れるそうなので見せてもらいました。画面の一つにベッドの上であおむけになっている父の姿が映っていました。

両手をつないで胸の上に乗せ微動だにしません。強い薬を飲んでいるらしく、もうろうとしているが眠ってはいないようでした。四畳半くらいの四角い部屋でした。壁はコンクリートのような灰色をしていました。そこに簡素なベッドと小さな便器と死んだようにピクリともしない父。まるで留置所のようだと思いました。

1年ぶりに見た父の姿でした。昔の元気だった頃の面影はもうどこにもありませんでした。私は看護婦さんから父の洗濯物と入院するときに持っていた財布を預かって病院を後にしました。

父の財布からは古びた私の写真が

一人暮らしの自宅に帰り、父の着替えを洗濯している間、預かった父の財布の中身を覗きました。

すり切れたテレホンカードが1枚。これは使い切ってしまっています。

免許証。写真はまだ病気じゃなかった頃の懐かしい顔をしていました。これは穴が開けられていて無効となっています。

歌のタイトル15曲ほどと入力番号らしい数字が書かれた紙。歌は父がよく口ずさんでいた曲でした。この紙は使い古したらしく黄ばんでボロボロでした。父は一人でカラオケに行くと聞きました。そのときこの紙を使っているのでしょう。父はカラオケが好きでした。

ファミリーレストランのレシート。人数は一人となっていて、注文したものはドリンクバーとチョコレートパフェでした。わけもわからずファミリーレストランに入って、一人でデザートを食べて、ドリンクバーの意味もわからずうろついて、周りに不審がられてもそれもわからず一人でポツンと座っている父の姿が浮かびました。

そして最後に私の写真が出てきました。あちこちにシミができてだいぶ古くなっています。一緒に、私の住所が書かれた紙もありました。今じゃ電車も一人じゃ乗れないのに、電車の乗り換え方もメモしてあります。

私は何時間前かに見たばかりの父の姿が浮かび、涙が止まりませんでした。ずっと、父をきっかけに生まれ育った家を避け続けている自分がいました。

●「お父さんは頭がおかしくなった」と思い、私は一人で逃げ出した

私は高校を出てすぐ、東京で一人暮らしを始めました。理由は単純に新しい世界への希望もありましたが、やはり家から早く出たかったのだと思います。

その頃、父がピックだということはまだ知らなかったので、お父さんは頭がおかしくなったと思っていました。父のせいでいろいろ大変だったので、相当憎んでいたのが事実です。大変な状況だと知りながら、私は家を出ました。家族みんな大変なのに、私は一人逃げ出し

たも同然です。

上京してまもなく、父はもう一生治らない病気なのだと知りました。憎むべき相手は父ではなく、目に見えない「病気」でした。

●●何でもないことで怒り狂う父

今から10年くらい前、父が40代前半、母が30代後半、兄は高校生、私は中学生、弟はまだ小学生。それくらいから父は変わり始めたと思います。

はじめは、すれ違った同僚が思い出せないなどとよく言うくらいで、気に留めることはありませんでした。

そんなもの忘れが徐々にひどくなっていきました。同時に仕事もうまくこなせなくなっていったと思います。

家庭でも、何でもないことで怒っては暴力をふるうようになるまで何年もかかりませんでした。

元々怒ると子どもにも手をあげる人でしたが、この頃の父は異常でした。

例えば、弟がおみそ汁を少しこぼしただとか、母が洋服の裏表が違うわよと言ったとか、そんな些細なことで父は鬼のように怒り狂うのでした。暴力はエスカレートし、母は首を絞められて危うく殺されるかと思ったこともありました。よくアザをつくっていました。弟が投げ飛ばされ頭を打って、額から血を流したこともありました。

家族は混乱しました。

私と兄はあまり家に帰らなくなりました。決して泣くことのなかった我慢強い母がよく泣いていました。まだ小、中学生だった弟はかわいそうでした。

私は今でも夜中寝ているときに大きな物音がするとビクッとすることがあります。父がイスやテーブルをひっくり返し、母と争っていたのを思い出すからです。

そんな状況が続く中、父は会社を退職になりました。以前と違う様子で仕事ができなくなって不審がられているさなかに、ついに上司と言い争い、相手を殴ってしまったからです。

東京でも雪が積もることの多かった年の、心底寒い2月のことでした。その知らせを聞いたとき、今まで涙を見せなかった兄が泣いたそうです。

私はアルバイトをしながらの大学受験を、あと1か月後に控えていました。

どうしてこんなことになってしまったのか。

この段階では、父に何が起きているのか誰もわかりませんでした。

父はまじめによく働く人でした。酒もギャンブルもやらず、休みの日は子どもたちとキャッチボールをしたり公園に連れて行ってくれたりして子煩悩でした。

小さな庭付きの一軒家を自分で建てて、子ども3人と犬が1匹と車が1台。決して裕福ではないけれど、何より普通で幸せな家庭を父は築き上げたのだと思います。どうしてこんなことに。

みんな、現実を受けとめることで精一杯でした。そして父は会社をクビになり、千葉の田舎にある精神病院に送られました。

●●誰にも気持ちをわかってもらえず父は孤独だった

入院する前に父が言っていた言葉です。あまりに理不尽に怒り出す父に私は聞きました。

「どうして、そんなにすぐ怒ったり殴ったりするの？　後悔するでしょう？」

父は言いました。

「そうなんだよ、ついカッとなっちゃうんだよ。どうしてかな。お父さん、本当は後悔しているんだ」

今思えば、この頃父は相当苦しんでいたと思います。本人からしてみればいろいろなことが思い出せなくなっていき、今まで当たり前にできていた仕事もなぜかできない。感情が自分でもコントロールできず、すぐ怒りがこみ上げてくる。

その結果、今までうまくいっていた仕事場の人間関係がめちゃくちゃになって家族にも嫌われて、父自身わけがわからなかったのだろうと思います。気持ちを誰にもわかってもらえず、自分もわからない状態。父は孤独だったでしょう。しかし、当時はそんなことを考える余裕などなく、目の前はただ現実のみでした。

泣くまいと唇をかみしめ涙を流していた母

まだ進学を控えている子どもが二人と家のローンを残しての一家の大黒柱の失業。当時一番苦労したのはやはり母です。ここ何年かの父との生活で疲れ果てた末に、この先どうなってしまうのかという大きな不安。

母は父が会社を辞めてすぐ、昼間のパートとかけもちで夜のパートを始めました。こんな状況の中、慣れない職場で一日中働きづめでつらかったのでしょう。

夜遅く帰ってきて、暗い台所の食卓に座り、コンビニエンスストアで買ってきた夕飯代わりのおにぎりを食べながら、泣くまいと唇をかみしめて涙を流していた母の姿を思い出します。

何年かぶりに聞いた「私の娘は」という父の言葉

その後、母は父を連れて病院を何件か転々としました。病名がはっきりしなかったので、そのときはもしかしたら治るかもしれないという希望が少しはありました。

今では、「若年性痴呆」という結果が出て、「彩星の会」を見つけて、同じように苦しんでいる家族がいるということがわかって、情報交換もできるようになりましたが、当時はほとんど手探りの状態でした。最初に精神病院に入院してからここまでたどり着くのに約3年が経っていました。

1週間ほど前に父を訪ねたときは夕方だったため、保護室に入っていて会えませんでした。ですからその4日後、今度は昼間に行きました。売店で紙おむつを買いました。

父のいるナーシングホームの階でエレベーターを降りて、インターホンを押して、看護婦さんに鍵を開けてもらって中に入ります。教室が2つ分くらいの大きさのフロアの中に父の後ろ姿が見えました。ほかの患者さんたちは皆お年寄りなので、まだ若い父はすぐ見つけられます。部屋の隅のソファーに、何をすることもなく、何も見るわけでもなく、ただ座っていました。私が声をかけて隣に座ると、反応は遅いですが「おお聖子」と言いました。

感情を抑える強い薬を飲んでいるのでしょう。反応が鈍く、目もうつろでした。それでも動きづらそうな顔を引きつらせて「久しぶりだなあ。今日は聖子に会えてうれしいなあ」とうれしそうに笑いました。そのゆがんだ顔がとても切なかったです。

1時間くらい話をして帰ることにしました。

父は「あれ、お父さんの靴はどこかな。このサンダルじゃあ家に帰れないよ」と私と一緒に帰るつもりになっていました。看護婦さんがうまくフォローしてくれて、父がトイレに行っているすきに私は離れました。父は「外出許可証を先生にもらうので、あちらでおやつでも食べて待っていましょうね」とおやつを持った看護婦さんに連れられて、あの保護室に行きました。トイレから出た父は私がいないのに気づき、「あれ、私の娘は」と言ったのが聞こえました。何年かぶりに聞いた「私の娘」という言葉でした。娘は帰り、父はこれから一晩あの部屋で過ごします。父の後ろ姿を見届けながら、どうしようもなく悲しくなって涙があふれて止まりませんでした。「お父さん、ごめんね」。

家族の思い4

若年認知症の実態をもっと詳しく知ってほしい

小沢礼子
Ozawa Reiko［57歳］

国男
夫……Kunio［61歳］
疾患名●アルツハイマー型認知症
発症時期●50歳頃［平成7年頃］
家族●長女……［31歳］、次女……［30歳］

●●いつも笑顔で私たちに接してくれた主人

主人は1944年に東京の杉並区で、明治生まれの無口だけれど子煩悩な父と明るく料理上手な母との間に生まれました。3人きょうだいの2番目で、3歳年上の姉と2歳年下の弟がいます。母曰く、主人は幼児の頃、時間とともに移動する月を見ながら一緒に傾き、縁台から落ちたという、少し変わったところがあったようです。少年時代はクラスのリーダー格で、中学ではマラソンで杉並区の代表に選ばれたこともありました。高校に入るとラグビーと茶道をやるようになり、一浪して大学に入ると茶道研究会に所属しました。お茶を通じての友人が多くでき、社会人になってもその交流は続きました。

仕事は製薬会社の営業をやっていました。当時、主人は大変太っていて、新入社員時代からよく上司に間違えられたりしたそうです。

主人が28歳のとき、15回目の見合いの相手が私でした。一目見たその体型からか、安心感のある人という印象を強く受け、結婚することになりました。やがて2人の娘にも恵まれ、父親譲りで子煩悩な主人は、夜中に子どもたちのおしめを取り替えてくれたり、いつも私たちに笑顔で接してくれました。でも、食べ物の好き嫌いはさせないなど躾には厳しく、子どもたちにしてみると怖い面もあったようです。

仕事は転勤が多く、家族も一緒に、横浜、栃木、富山、兵庫、東京と移動しました。主人は転勤のたびに慣れない土地での私たちを心配して、よく気配りしてくれました。転勤先でおいしい食べ物を食べ歩いたり、雪国では週末になるとスキー場に出かけました。滑り疲れたとき山小屋で飲むココアのおいしさを知ったのもこの頃です。私も子どもたちもその土地での生活を楽しむことができました。

主人に変化の兆しが「何回も言わせないで」と声を荒げる毎日

しかし東京へ転勤が決まり、埼玉に住まいを建て始めた頃から、少しずつ変化の兆しが現れました。最初は家族も気がつきませんでしたが、平成9年（当時53歳）頃からもの忘れが出始めました。主人の様子を〝何か変だな〟と感じるようになったのは、「ハサミはどこ」「薬はどこ」と、私より家のことを知っている人が、その都度聞くようになったからです。そのうち「今何時」「今日は何日」と、何回も時間と日付を聞くようになりました。その頃、家族は主人の変化がわからず、「さっきも言ったでしょう」「何回も言わせないで」と声を荒げていました。今考えると悲惨な受け答えだったと思います。

＊この頃から、手帳に主人の様子や私の思いを簡単に書きとめるようになりました。

1998〔平成10〕年4月頃

運転が左よりで怖い。どうしたんだろう。

4月20日

（会社で毎年定期的に行っている試験日当日）朝もうろうとしている（昨夜徹夜で勉強したため）。娘が付き添って会社出勤。ネクタイが自分で結べなかった（後で上司から「試験が考えられないくらいできなかった」と聞く）。

4月末

金庫が開けられない。時計の針の調節ができない。何回も日を間違える。

この頃、主人は私に内緒で代々木の心療内科にかかっていました。6月に入ると、会社から指定の病院へ行くように言われました。

6月8日
パパと葛西（会社指定）の病院へ、脳波、CT検査、機能的にはどこも悪くないとのこと。

7月6日
直属の上司が何もかも仕事をしてしまう。電話まで自分に取らせない（会社でも困っていたらしい）。この頃になると暗い顔をして家に帰ってくる。

7月31日
パパと会社へ行く（しばらく休暇を取るためと、今後の指示を仰ぐため）。
実質的にはパパ今日で会社終了。パパ今まで本当にごくろう様でした。53歳11か月、これからは少しのんびりしてください。

会社との話し合いでは長期休暇ということでしたが、主人の荷物の入った段ボール箱が会社から送られてきました。〝復帰は無理か〟と思ってはいましたが、やはりむなしく、〝もう会社には戻れないのだ〟と思うと涙が出ました。
この頃になると、私の誕生日はまだおぼろげながらわかるようでしたが、子どもの生年月日がわからなくなりました。

●● 妄想、暴言の日々「どうかこのままずっと目を覚まさないで」

8月21日

会社が外人の家を探すため、自分の家がねらわれた。（会社が外資系のためか）会社には憎しみしかない。（家の戸締まりを何回も確認する）少しずつ妄想が出始める。

8月27日

東京の大学病院受診

先生からいきなり「アルツハイマーですね」と言われる。実感がわかない。主人も他人事のような顔をしている。

この頃は、散歩とゴルフの練習、スーパーの買い物、外食と病院通いをしていました。散歩はかなり遠くまで歩き、電車で帰るということを繰り返していました。毎日出歩いていたのがとてもうれしかったのか、感情の起伏はあまりありませんでした。主人には有給休暇を取っているという意識があり、それが安心感につながっていたのかもしれません。

11月30日

退職（有給休暇終了）パパごくろうさまでした。

本人は口では「退職した」と言っていますが、果たしてどこまで自覚しているのかはわかりませんでした。築5年の家は多大なローンが残っており、横浜にもマンションを持っていたのですが、それを売ってもローンの完済にはならないので、思い切って家を売ることにして、横浜に移りました。

2000［平成12］年

退職してからは、朝起きると「今日は何をしよう」「どこへ行こう」と考えるのが日課で、毎日を忙しく暮らしていました。〝いかに運転を止めさせるか〟が最大の悩みでした。先生から「車は駄目」と言われていましたが、聞く耳を持たず、赤信号を無視したり、一方通行の道を逆走したりして、私が注意すると「わかっている」「いいんだ」と大声で怒鳴りつけられました。〝どうしたものか〟と考えあぐねていたところ、家が売れて横浜のマンションに引っ越すことになりました。「マンションは駅前だし、出かけたとき飲んで帰れる」など利点ばかりを並べると、本人も路肩に乗り上げて気落ちしていたこともあり、すんなりと廃車に同意してくれました。悩みの一つは解決したと思っていたのですが、しばらくすると、私に向かって「誰が車を盗んだ」「お前はいつまで俺に運転させないつもりか」と言うようになりました。そのうち「お前が」が「てめえ」に変わり、「てめえみたいな女と結婚したのは人生最大の失敗だ」などと言うようになりました。今までにない暴言の連続で、この頃が一番つらく、病気だとわかっていても我慢できずによく泣いていました。主人が夜寝ると「どうかこのままずっと目を覚まさないで」と思いました。

●●感情の起伏が激しく他人とのトラブルも多い家族会と出会い救われる思い

2000［平成12］年

4月9日

お花見に行って疲れたらしく、ぐったりしていた。夜、急に怒り出し「皆が自分に何もさせなくしている」と言い出す。「小さな子どもたちまで変な目で見る。皆がそういうふうにさせている」と言う（体がものすごく疲れた日には急に怒ることがある）。

5月11日

ゴルフ練習場から帰ってくるなり「家には金がないのか」と聞く。「ない」と言うと、社長にワープロで「いかに自分が上司にいじめられたか」を書き出す。反対すると「自分だけが我慢しなくてはいけないのか」とそれ以後口を聞かなくなる。

この頃は、まだ一人で留守番も近所に出かけることもできましたが、同じことを聞く回数が増え、何かと「働きにいかなくては」と言っていました。

10月

結婚して以来、禁煙していたタバコをこの頃吸い始める。喫煙が多すぎると言ったら「監視されているみたいだから離婚しよう」と言う。情けない。病だとわかっていても腹が立つ。

10月7日

ゴルフ練習場帰りにむらさきつゆ草のおみやげを持ってきてくれる。ありがとう。むらさきつゆ草ありがとう。

2001［平成13］年

3月31日

品川のコクヨホールにて若年痴呆の講演会に行く。初めて世の中には同じ思いをして悩んでいる人がいることを知る。泣けて仕方なかった。

6月4日

アリセプトを飲み始めて1か月、我を通すようになる。夜寝ていて「蛾が天井にいっぱいいる」といって目を覚ます。東京に住む次女を自転車で迎えに行くという。

6月26日

お金を少し多めに渡すと家にいくつもあるラジカセを買ってきてしまう。

9月23日

若年痴呆家族会・彩星の会発足式　駒場東大にて

この頃は少しずつ他人とのトラブルが出てきたので、なるべく二人で行動するようになりました。常に二人一緒に行動するので、近所の人に「仲がいいわね」とよく言われました。結婚式のとき「病のときも共に生きることを誓います」と誓った言葉の意味を現実のこととして実感したのもこの頃でした。

2002［平成14］年

3月31日

家族で新宿御苑へ花見　ママは朝から頑張って花見弁当を作る。お弁当を広げたときのパパや子どもたちの笑顔を見るのがうれしい。

6月2日

この家は疲れると言ったり、ナイフを買ってきて自衛するなどと言う。夕方、急に「お前が俺の人生をめちゃめちゃにした」と言い、「出て行け」「殺す」と言う。

6月4日

落ち着きがなくなる。早く駐車場を借りないと停めるところがなくなるとソワソワし出す。「まだ大丈夫」というと「お前はうそつきだ」という。

8月19日

大学病院の帰り　横浜駅で行方不明（私の不注意）

携帯はつながらず警察からは家で待機するよう言われる。3時間くらいしてから、杉並の交番から電話あり。タクシーで横浜から実家のあった荻窪の家まで行ったらしい。もう実家はないのだが、家に帰るつもりだったのか。そのままタクシーでUターンしてもらった。

9月4日

夕方ソワソワし出す。〝熊が住宅街のゴミを荒らす〟といったニュースをみて「これは危ない」と言って、バール、ペンチを持って家を出る。20分くらいして戻ると、電池を「お金がないが買った」と言って、手にしていた。

私が急いで電気屋へお金を払いに行くと、すでにシャッターは閉まっていました。バールを手にした主人を見て急いで閉めたのでしょうか。翌朝、お金を払いに行ったら、店のご主人はわかっているみたいで、何事もなかったようにお金を受け取ってくれました。

9月5日

東京から横浜の大学病院へ転院

家を出るときと帰るとき、「奴らにやられた」と言って用心しなければならないと言う。

9月9日

午後バールを持って「これから交番に行く」と言い出したので「私も一緒に行くのでバールは置いていって」と言ったら素直にいうことを聞いてくれた。おまわりさんに「窃盗団が5、6人家に入ってきて困る」と説明していた。警察官の人も心得ていて「パトロールを強化します」というと安心したらしく、お礼を言って帰宅。

帰宅後、ペンチ、バール、とんかち、あらゆる物をバッグからバッグへ移動したり置いたりして忙しそうにしていた。夜、「ママは今晩どこで寝るの」と聞くので「この家よ」というと「あー良かった」と言って安心した顔をした。

9月16日

「喫茶店はやくざがいるから行かない」と言っていたが、結局行く。午後は雨なので家にいる。「俺の車はどうなったのか」と言う。昔の会社の住所録を調べて誰かに車のことを聞こうとしているのか落ち着かない。夜、「ママは最近話しやすい顔になった」という。俺の金はいくら残っているのかと聞く。

10月16日

デイケアセンターを見学に行く。帰宅後、「ママはあそこへ仕事をしに行くのか」としきりに聞く。「俺も仕事に行かなくては」としきりに言う（結局、「ケアセンターは恐ろしいところだから行かない」と拒否）。

10月20日

1泊2日のカテーテル検査のための入院を終えた翌日

案の定、朝から機嫌悪く一言も口を聞かない。朝ご飯を食べ終えてから「もうカテーテルはやらない」と言い出す。理由を聞くと「モルモットにされるのはごめんだ」と言う。それからは悪態のつき放題。「お前とは別れる、出て行け、俺は出て行く、海に飛び込む、川に飛び込む」そして最後は「俺は一生車が運転できないのか」。

10月22日

朝から介護保険の更新のため、保健師さん来宅、帰られてから喫茶店へ。店でブツブツ言い出し、「お前とは別れる。俺をこけにするのなら離婚する」と声を荒げ出したので店を出る。スーパーへ行くがそこでもブツブツ言い出す。「大きな声を出してもいいんだ」などと私を威すようなことを言う。「お前は性悪女だ、俺はとんでもない女と結婚した。お前を信用しない。俺は海に飛び込んでお前に殺されたと言いふらす」などと言う。夕方「俺は消える。大酒飲んで倒れたら死んだと思ってくれ」と捨てゼリフを吐いて家を出る。娘が探しに行き、（小一時間くらいして）連れられて家に帰る。

10月24日

夕飯後「皆が俺をのけものにする、俺は大きなことをして皆に復讐する」と言って、家を出て行く（17時15分頃）、すぐに帰るかと思ったが帰らず、捜索願いを出す。翌日14時頃保護。足をひきづり、憔悴して帰宅。「夜どうしていたの」と聞くといろいろ言って要領を得ない。「幻想的でホタルを皆がビンに入れて飛ばしていた。たくさんの人がやっていてとてもきれいだった」と言う。お風呂に入るのもやっと足を上げて入る。

10月26日

スーパーへ買い物に。夜ブツブツ言い出すがお風呂に入り体を洗ってやると「気持ちがいい」と言う。寝るとき「俺は消えてもいいんだ」と言う。夜、手をつないで寝ると安心したように口調もやわらかくなる。

●感情のコントロールの難しい主人が「ママが迷子になっているので探してほしい」

2003〔平成15〕年〔手帳のはじめに〕

つらいけどがんばる。がんばってもつらい。私を忘れないで

2月8日

最近自分を独身だと思っていて「言い寄られて困っているので、結婚をそろそろ決めなくては」とよく言うようになる。亡くなった父と母のことを「いつ亡くなったのか俺は知らない」と言い出す。「ママはいつからこの家にいるのか」と不思議そうに言う。

この頃は何でも忘れてしまうが、家族会のことは覚えていて「明日は家族会がある」と言うと「さあ、飲むぞ」と言います。家族会のあとの飲み会がいかに楽しいということでしょう。

3月13日

デイケアに再びチャレンジして見学する。「なるべくたくさんの人と会って話すことが一番のリハビリ」と言ったら、なぜか納得して「ここはいいところだ」と言った。

4月9日

パパ初めてのデイケア。しばらくは私が送り迎えをすることに。「どこに行くのか」としき

りに聞く。玄関に入り、ヘルパーさんたちに迎えられるとうれしそう。

その間に、私はケアセンターを出ました。不安でしたが、帰りしなに胸のつかえが取れていくのがわかりました。夕方迎えにいくときは、なぜか主人が怒っているのではないかと心配になりましたが、それは杞憂に終わりました。ヘルパーさんたちによると「ママが迷子になっているので探してほしい」と言ったそうです。

デイケアに行き出してから、お散歩ヘルパーさんや訪問看護師さん、デイサービスも1日増やし、私もだいぶ気分的に楽になりました。しかし、主人は感情のコントロールが少しずつできなくなってきて、若い女性のお散歩ヘルパーさんの日は必ず「彼女と結婚する。彼女の家族に挨拶に行かなくては」と言うようになり、夜小一時間の徘徊が週に3日くらい続くようになりました。止めてもきかないので私も一緒に歩きました。感情のコントロールもだんだんできなくなり、ちょっとしたことで気持ちを爆発させ、大きな声を出すようになりました。12月に入ると主人はあまり寝なくなり、私も心身ともに疲れ果て、病院の先生に「入院して、お薬の調整ができないか」お願いをしました。ベッドが満床ということで、予約をして年明けを迎えました。

2004［平成16］年
1月23日

朝起きると、窓という窓を開け放ち、大声で「バカヤロー」と怒鳴り始めました。「そこにいるのは誰だ、出てこい」と、普段でも大きな声をより一層大きくして叫び出しました。台所からはフライパンを持ち出し、あちこちをたたき始めました。

さすがに私も怖くなり病院の先生に電話をしましたが、やはり満床ということで入院できず、どうしようと思っていたところ、先生の「保健師さんに電話をしたら緊急保護先を知っているかもしれない」という助言で保健福祉センターに連絡しました。その結果、入院先が即日決まり、入院することができました。

3月5日

ひな祭りも過ぎ、パパは1月23日以来入院中です。薬のせいでよちよち歩き、紙パンツをして元気がないが、時折「お前しっかりしろよ」と、きつい言葉をのぞかせる。

●●徘徊があるだけで施設入所を断られる現状

今年に入って、主人と結婚してから初めての主人のいないひな祭り。お花見、花火見物、時間が経つうちに「何をするにも二人一緒にやっていたんだなあ」と今さらながらに思います。

主人の体調も良くなったり悪くなったりの繰り返しで、入院も思いのほか長引き、10月に退院するまで約8か月間入院生活を余儀なくされました。私は家で生活できればと思っていたのですが、自分自身の体調があまりにも悪く、共倒れになるのは避けたいとの思いで、やむなく家に帰るまでの準備として老人保健施設にお願いすることにしました。老健には娘と私が交代で顔を出すようにして、なるべく会話をするように心がけました。

老健では一日の大半が徘徊で、体が斜めになっても歩こうとするので、時折休まされているようです。私が顔を出すととてもうれしそうな顔をして、「よく来たね。ママが来てくれて良かったよ」と言ってくれたりします。でもその後、何事もなかったように私を置いて歩いていってしまいます。

午後は毎日1時間必ずレクリエーションがあり、ボールけりや歌、体操等をしますが、主人にとってはあまり面白くないようです。寝ているか「くだらない」と言って輪から外れることが多いようです。単調な毎日の繰り返しで、ますます主人の機能が退化するのではないかと気がかりですが、現状ではどうすることもできず、今日に至っています。

理想は、医療体制の整った施設の中に家族が共に暮らせる夢のような生活空間です。そのような場所があったら、主人たちはもっと生き生きと暮らせるのではないかと思います。でも、現実は施設に入ることさえ「徘徊あり」で断られることがあるので、未来が全く見えません。私たちに当面できることといったら、若年認知症の実態を行政や世間一般の人たちに知ってもらうことと、特に専門職に従事しておられる方たちにもっと詳しく実態を知ってもらい、プロとしての自覚と技を身につけてほしいということです。せめて「徘徊あり」の理由で断らないでほしい。これは私のささやかな希望です。

家族の思い5

認知症になってもそれは特別なことではない普通の生活のために少しずつ助け合える社会の実現を

佐藤有希子［仮名］
Sato Yukiko［56歳］

正行［仮名］
夫……Masayuki［62歳］
疾患名●アルツハイマー型認知症＊平成16年秋の入院時にはピック病と診断
発症時期●54歳頃［平成10年頃］
家族●犬1匹・猫3匹　＊長女［30歳］は独立し、別居

●●●元気なアウトドア派
発症前

主人は男ばかりの3人兄弟の長男として神奈川県で生まれました。大学院で理学修士を取り、宝石関係の会社に入社し、社長室で勤務した後商品開発に携わりました。私は彼の後任の社長室担当で、仕事の引き継ぎなどを通して親しくなり、私が入社した翌年に結婚しました。

長女が小さい頃は、よく3人で車で遠出をしたものです。主人は長女をとてもかわいがっていました。

しばらくして、主人は教員を志して会社を辞め、教職課程を取るために1年間大学に通い、私立の女子高校で物理の講師として教壇に立ちました。その後、突然「鍼灸師になる」と言って学校を辞めて専門学校に通いました。いつも私に事前の相談はありません。鍼灸師の資格は取ったものの開業はしなかったので、彼は私が一人でやっていた英語の学習塾で平成元年くらいから数学を教えるようになりました。

しかし、主人が授業をできたのは平成10年の3月まででした。生徒が質問に答えたすぐ後にまた、同じことを聞いたり、解答に時間がかかるようになり、私は隣で英語を教えながらハラハラしていました。当然のことながら止めていく生徒も出てきて、4月からは数学の生徒を取らないことにしました。口には出しませんでしたが、主人も歯痒い思いだったことでしょう。

主人の趣味は、古武道（剣術）、山歩き、音楽鑑賞、読書などでした。山歩きには、何度か私と飼い犬も同行しました。山にいると、普段はよくしゃべる私が無口になり、比較的物静かな主人がよく他人と話したこと、こわがりで雪の残る斜面では固まってしまう私に力強く手を貸してくれたことなどが思い出されます。

性格はまじめで落ち着いていましたが、世間体などにはとらわれず自分のやりたいようにやる人でした。特に大きな病気もしたことがなく、心身ともにいたって健康でした。お酒は弱く煙草も吸いません。ストレスは少ないタイプだったと思います。

●●若いゆえ誰にも理解してもらえない告知まで

平成10年の暮れに伯母が亡くなり、主人が喪主となりました。駆けつけた私たちを見るなり、混乱していた叔母が主人に「大事な財布が見つからないから一緒に捜して」と言いました。打ち合わせのために近所の皆さんが私たちの到着を待っていたのに、主人は挨拶もせず叔母と二階に行ってしまいました。その頃は見た目は普通で会話もできたのですが、状況判断ができなくなっていたのでしょう。不審そうな顔をする近所の人たちに、私は「主人は少し記憶力が怪しくなっていて」と簡単に言い訳をして、打ち合わせを始めました。〝詳しく聞かれると嫌だな〟と思いましたが、幸い皆さんそれ以上聞いてきたりはしませんでした。主人は、その後近所の方々に挨拶し、私が下書きした挨拶文を自分で手直しして、葬儀の最後にちゃんと読むことができました。55歳になる直前のことでした。

平成11年に入ると、車で行っていた千葉の古武道の先生のところに行かれなくなりました。運転はできたので、「行ったけど今日は先生が留守だった」と言う主人の言葉をしばらくは信じていました。地理が怪しくなったのだとわかったのは後日のことです。

平成12年。〝今言ったことをまた言う〟〝物の名前がわからない〟という症状が進んでいきました。「そこにあるハサミを取って」と言っても、近くの違うものを指差し「これか?」と聞きます。「それじゃないでしょ。ハサミはこれ」「ああこれか」そんな毎日で、私はイライラし、不安が募りました。

その年の5月、16年飼って主人に一番なついていた犬が死にましたが、悲しそうな様子は見せませんでした（後日、愛用していた地図帳の欄外に「平成12年5月26日ベル死す」と書かれたメモを発見しました）。

10月に決定的なことが起こりました。主人はよく自転車で遠出をしていたのですが、ある日、夜になっても帰ってきませんでした。道に迷っているのだと思いました。翌朝、警察に相談に行き「主人が帰ってこないのですが」と伝えたところ、最初は徘徊とは信じてもらえず、暗に「女のところではないか」という言い方をされ、とても不愉快でした。「最近もの忘れがひどくて」と説明しても、年齢が若いせいでしょうがなかなか理解してもらえません。話をするうちにようやく理解を示し、未帰宅人捜査の手配をしてくれました。結局2日目の夜、主人は横浜で見つかりましたが、いよいよ〝これはまずい〟と切羽つまった気持ちになりました。しかし、具体的な行動は起こせませんでした。

平成13年。主人のために良いのではないかと思い、知人から生後1か月の仔犬をもらいました。その犬を主人が抱っこして外を歩いていると、近所の人が「赤ちゃんかと思った」「かわいい」「何犬？」などと声をかけてきます。主人はニコニコして何か答えようとするのですが、トンチンカンなことを言われるのを恐れて、いつも私が先に答えていました。

ある日、思い切って保健所に事情を話し「病院を紹介してほしい」と相談しました。近場の病院をいくつか挙げてくれましたが、近くでは知っている人に会いそうで嫌でした。人には知られたくなかったのです。主人はもともと医者嫌いで、かかりつけの病院もありませんでした。結局、ほどよい距離のT病院を選び、紹介状も持たずに行きました。主人も「どこに行くのか」とは言いましたが、特に抵抗しませんでした。その年の11月、57歳のときでした。

病院ではMRIと脳波の検査を受けました。結果を見た主治医は、あっさりと「アルツハイマーでしょう」と言いました。私もそうだろうとは思っていましたが、やはりショックでした。〝何か他の病気ではないか〟という微かな期待が消えました。主人は隣にいましたが理解できなかったのか、何も言いませんでした。主治医は「とにかく奥さんが一人で抱え込まずに社会資源を利用するように」と言ってくれました。ようやく病院を受診でき、アリセプトが処方されたことで肩の荷が少し軽くなった気がしました。

告知の前か後かは忘れましたが、主人が「俺はもういいよ」と言ったことがあります。彼が自分の病気について語ったのはこの一言だけです。〝やりたいようにやってきた人生なのでもう悔いはない〟ということでしょうか。〝わからなくなってまで生き長らえたくない〟ということでしょうか。どちらも肯けますが、その希望を主人は自分でかなえることはできず、私もかなえてあげることができません。

探し回る日々
徘徊

平成14年3月8日。家に帰ってドアノブに鍵を差し込んでも手応えがありません。主人は外に出るとき鍵をかけられなくなっていましたから、鍵の開いているときは出かけているかもしれないということです。家に入り彼の姿を探しましたが、どこにも見当たりません。また徘徊です。位置のわかる携帯電話で位置検索をします。何度かかけた電話にようやく出てくれても要領を得ません。コンビニにいるらしいので「店員さんに代わって」と伝えても、店員さんは電話には出てくれません。若く一見普通の人だからか、道に迷っているとは思ってもらえないようです。

検索を繰り返しながら追いかけますが、なかなか追いつけません。散々歩き回ったあげく〝もうだめだ〟と思い、駅前の交番に行き事情を話しました。主人と同い年だというおまわりさんが大変同情してくれ、パトカーを手配してくれました。まもなく主人を発見することができました。彼の姿を見つけたときは本当にほっとしました。

平成13年12月から平成14年7月まで、そんなことが何度もありましたが、私はなぜかいつも〝必ず見つかる〟と思っていました。頼みの綱の携帯電話を主人が外してしまうことが一番の心配でした。その後しばらくは薬が奏効したのか出かけなくなり、私も気の休まる時期が少し続きました。

受け入れ先はどこ? 介護保険を利用

平成14年の春に介護保険の申請をして、主人は要介護2と認定されました。近くにある区の在宅介護支援センターに相談に行ったところ、初めに応対してくれた人は親切でしたが、後から連絡をくれたケアマネジャーにはがっかりさせられました。こちらは初めてのことで、聞かれてもどんなサービスを受けたいのかよくわかりません。8月に旅行の予定があったので、その間のショートステイをお願いしてみようかとそう伝えたところ「預けて楽をしたいわけですね」と言われました。到底ケアマネジャーの言うべき言葉とは思えません。腹が立ったというより情けない思いでした。その人には二度と相談する気にはなりませんでした。

次に、区の福祉の部署にいる知り合いを訪ねて、主人のことを話しました。彼は驚いていましたがよく話を聞いてくれ、主人はそこで紹介された区の障害者のデイサービスセンターに週1回通うことになりました。また、評判のよい事業所を教えてもらい、そこのケアマネジャーの紹介でMデイサービスセンターに通い始めました。ただ、区のデイサービスと介護保険のデイサービスの両方は利用できないことがわかり、区のほうは1か月半くらいで止めることになりました。ホームヘルパーにも来てもらうようになりましたが、人によって実力に差があり、ケアマネジャーに苦情を言ったこともあります。

翌年、新しくできたNとそれまでのMと2か所のデイサービスに行くことになりました。

Nは初日に脱走してしまいましたが、比較的近いところだったせいか、一人で自宅まで帰って来ました。その後、主治医の勧めでデイサービスには週5日行くことにしましたが、脱走したり職員に手を挙げるということで、Nには断られてしまいました。最後に脱走したときは、職員がついていると連絡があったのですが、私が迎えに行くと主人よりもかなり後ろから来た職員に「外に出るのを止めようとした女性職員に手を挙げた」と怒られました。脱走は施設側にも責任があると思いますが、それに対する謝罪は一切ありませんでした。〝手のかかる利用者はいらない〟ということでしょうか。

その後、近くにできた痴呆対応型デイサービスセンターYに見学に行きました。民家を使った施設で、特にプログラムもなく好きに過ごさせてくれ、職員の対応も良かったため、すぐに申し込みました。通っていたMでは、職員に手を挙げることが増えており、「そろそろ痴呆専門の施設を探したほうがいいのでは」とやんわりと断られた時期でした。私はMの態度に不満を覚えすぐに止めてしまったので、10月からはYだけに通うことになりました。Yの良かったところは、幼稚園のようなプログラムが一切ないことです。鯉のぼりの色塗りや軍手のうさぎ作りなどを50代の男がやりたいはずはありません。Mにいた頃、そうした〝作品〟を家に持ち帰ったことがあり、私は情けなくて、主人がかわいそうで泣きました。Yでは安全に配慮しながら好きにさせてくれ、スタッフも上手に話しかけてくれました。とても良く対応してくれたと感謝しています。

話したくない、話さないわけにはいかない告白［カミングアウト］

主人は病状が進み言葉があまり話せなくなっても、一見普通の人でした。表情が硬くなり、感情を表したりすることが少なくなりましたが、知らない人から見ておかしいと思われるほどではなかったと思います（平成16年の夏には薬のせいで首が極端に前傾し、明らかに異様な姿になりました）。近所の人が主人の病気のことを知っているとは思えず、また知られたくもありませんでした。知られてうれしい病気ではありません。

平成14年の春頃、主人は遠出をしなくなったと思ったら、近所を歩いては他人の自転車を持ってくるようになりました。道に迷うといけないので、彼の自転車の鍵は私が隠していました。そのせいかどうかはわかりませんが、とにかく自転車を持ってきて家の中に入れるのです。私が家に帰ると自転車が3、4台あります。鍵が開いていれば乗ってきて、鍵がかかっていれば担いでくるのです。近所の人は見ていたはずなのですが直接言ってくる人はいなかったので、私はできるだけ隠そうと夜が更けてから知らん顔で外に出していました。でも、そのままにしておくわけにもいかず、警察に事情を話して持ち主に返してくれるよう頼みました。今回対応した人は理解を示してくれ、すぐに処理してくれました。

これを機に、近所に「実は主人が若年痴呆なのです。ご迷惑をかけることがあるかもしれませんがよろしくお願いします」と話して回りました。「アルツハイマー」という言葉は自分からは使えませんでした。自転車のこともそうですが、それ以前から、晴れなのに傘を差して歩いたりと様子がおかしかったらしく、「こちらからは言いにくいから、言ってもらって良かった」「大変だけどがんばって」「何かあったらいつでも言って」と好意的な返事ばかりで、たとえ社交辞令だとしても、心強く思いました。この告白が、私にとって状況を受け入れるための大きな一歩になったと思います。

●●居場所を見つけた
家族会との出会い

受診後、最初に保健所に相談に行ったとき、若年痴呆の家族会ができたことを教えられました。初めて定例会に参加したのは平成14年7月です。代表が、やさしく丁寧な口調で「状況をお話しください」とおっしゃったので、それまでの経過を話しました。皆さんうなずきながら聞いてくださいました。理解してくれる人たちがいたと感じ、とてもうれしかったです。患者さんを同伴される方もいたので、次回から私も主人と一緒に行くことにしました。患者本人たちはサポーターと散歩に出かけるので、気兼ねなく話ができるのです。2回目のときは2次会にも参加し、そこで一気に皆さんと打ち解けることができました。私の悩みはみんなの悩みであり、ある人の悲しみはまた私の悲しみでもありました。最初は「同病相憐れむ」でしたが、そこから勇気をもらい、現状を受け入れ、どうしたらよいかを考えられるようになりました。家族会に出会うまで、自分の気持ちをさらけ出せる場所はありませんで

くて当たり前なのです。一般の人にはわかってもらえなした。近所の人や友人に主人のことを告白した頃でしたが、

どうして？ 不機嫌、暴力

平成15年2月、主人が私に初めて暴力をふるいました。私の言ったことが気に入らなかったらしく、突き飛ばされ、木刀で追いかけられました。外に出るのは気が引けて2階に逃げたので逃げ場がなくなりました。そのときはしばらくしたら落ち着き、ことなきを得ましたが、家中の木刀類を全部天袋に隠しました。

そのすぐ後に、家族会の旅行に主人と参加しました。その夜、機嫌よく歌っていたかと思ったら急に機嫌が悪くなり、また突き飛ばされました。しばらく胸が痛み、骨折ではないかと思ったほどです。〝私はあなたのために一生懸命やっているのに、どうして〟と、情けない思いで涙が止まらなくなりました。私にも非があったのでしょうが、そのときはただ理不尽だとしか思えませんでした。せっかくの旅行も後味の悪さが残りました。

その後もデイサービスにいくのを嫌がったり、薬を飲まなかったり、お風呂で身体を洗わせなかったり、機嫌の悪いことが多く、失禁もするようになり、私のストレスはたまる一方でした。現状を受け入れたはずでしたが、まだ納得がいかず、情けない、悲しい日々が続きました。犬と散歩しながら、また夜になると、毎日のように泣いていました。

その後、グラマリールの量を増やしたので落ち着き、7月に初めてショートステイを利用し、無事に1週間過ごしました。主人が初めてショートステイに行った夜は、久しぶりに一人になりほっとしましたが、一方で後ろめたい気持ちもありました。〝知らないところに一人で不安がっているのではないか〞〝やっぱり家にいさせたほうが良かったのではないか〞と涙がこぼれました。また、〝暴力をふるって施設から帰されるのではないか〞と、2、3日は電話が鳴るとどきどきしました。その後、8月も1週間のショートステイをこなせたので私も少し自信がつき、10月の利用のときには楽な気持ちになれました。主人のことを気にせずに動けるのは気楽なことだと素直に思えました。

入院、入所、また入院 その後

主人は平成16年の夏に介護拒否がひどくなり、在宅介護に限界を感じた私は、主治医にお願いして入院させてもらいました。最初は、保護室という〝独房〞のようなところに入りました。その処置に文句はなかったのですが、「とうとうこんなところに入れてしまった」と、心が痛みました。数日で大部屋に移されて安心しましたが、認定のたびに介護度が1つずつ上がり、初めての認定から2年半経った時点で要介護5になりました。

2か月後、主治医から「もう在宅で大丈夫」と退院を迫られましたが、私は環境などを考慮して無理だと判断し、急遽、介護老人保健施設を探しました。4か所選び、見学に行きました。もちろんどこも高齢者ばかりですが、そんなことを言っている場合ではありません。急いで書類を揃え4か所すべてに申し込みました。退院の期日までに入所は難しいと思い、知り合いに無理を言って療養型の病院に入院させてもらうことにしましたが、病院の都合で2日間は在宅ということになりました。明日退院という日の夜、老健の一つから入所できるという連絡がありました。そのため、一晩だけ久しぶりに家で過ごすことになりました。夕飯はまあまあ食べましたが、就寝前の薬（睡眠剤とてんかん予防薬）をどうしても飲んでくれません。仕方なくそのまま私のベッドで一緒に寝たのですが、主人は良く眠ってくれました。朝方、彼の体がビクビクッと痙攣しました。てんかん発作を起こしたのです。大声を出し身体を硬直させました。白目をむき、歯を食いしばり、泡を吹いています。以前、ショートステイのときに発作を起こしたことは聞いていましたが、家では初めてでした。以前に知人のてんかん発作を目にしたことがあったので、〝大事には至らないだろう〟と多少余裕をもって対応することができました。

翌日の午後から老健に入所でしたが、〝発作のことを話すと断られるかもしれない〟と少々気が重かったです。案の定、医師との面接の最後に発作のことを話すと怒られました。「老健は病気の人は入れない」という趣旨らしいのですが、ひどい言われ方をして悔しかったです。でも「様子を見てください」と頼み込んで、とりあえず入所することができました。痴呆対応フロアで、おばあちゃんたちが普通におしゃべりをしていて良い雰囲気でした。主人は回廊を歩いて、日がな一日過ごしているようでした。発作も起こさず、私が面会に行くと笑顔を見せてくれました。職員も明るく〝ここに入れて良かった〟と思いました。当初は3か月の予定でしたが、「落ち着いているのでもう3か月延長できる」と言われました。私はその間の状況で家に帰れそうであれば、もう一度は在宅で過ごさせたいと考えていました。在宅と老健を交互にというのが施設側の理想らしく、私もそれが一番いいと思いました。

しかし、その希望は半月後に早くも崩れ去りました。主人が暴力をふるうと言うのです。私は「またか」と思いました。多少のことはうまく対処するのが専門職ではないのでしょうか。でも、他の入所者に迷惑だと言われれば、返す言葉はありません。施設長の勧めに従い、系列のY精神病院へ移ることにしました。入所から40日目のことでした。

この病院は実力のある看護職が多いという印象でした。古くて狭く、歩き回るスペースは少ないのですが、何より食事が普通食であることが気に入りました。老健では、私が普通食を要望したにもかかわらず、刻み食のおかずをご飯に混ぜて食べさせられていたのです。また患者さんには若い人もいるので、高齢者の中にいるより主人にとって良いのではないかと思います。ただ、この病院は私が自分で探して選んだところではないことが、心にひっかかっています。

●主人のくれた夢 これから

家族会に参加するようになってから3年足らずですが、私の中で家族会活動の占める割合が大きくなっています。私は育成関係のボランティアを10数年やってきたので、微力ながらその経験を生かせればと思っています。

若年認知症はまだまだ知られていません。医療関係でも正しい認識を持つ人は多くないと思われます。福祉関係となるとその数はずっと少なくなるでしょう。若いということは体が動くということです。力もあるということです。イライラするとき、嫌なとき、口でうまく表現できなければ手が出ます。初期の患者は自ら悩むでしょう。遅かれ早かれ、否応なしに症状は進みます。対応は難しいと思います。でも、介護する家族は試行錯誤しながら孤軍奮闘しています。家族の負担を少しでも軽減する方策は何でしょうか。国や社会に訴えるべきことは何でしょうか。私たちにできることは何なのでしょうか。

私たちが今取り組んでいるのは、まず家族会組織の確立です。医療関係の専門家の方々やＮＰＯの全面的な支援を受け、ようやく家族主体で動けるようになりつつあります。新しい会員も増えてきています。会員の望むことを取り入れていかなければなりません。次に、若年認知症対応施設の立ち上げです。家族会では試験的にミニデイサービス「スタープラス」を月１回運営して、２年余りが経ちました。専門家の方々の力を借りてノウハウを蓄積しているところです。

認知症になってもそれは特別のことではありません。病気の一つです。普通の生活をすればいい。みんなが少しずつ助け合えばいい。そんな社会が夢です。夢の実現に向け努力するのが、これからの私の人生です。それは主人の夢でもある、と思うから。

第2部

若年認知症を理解するために

Ⅰ 若年認知症とは何か

若年認知症は、若年期認知症（18～39歳に発症した認知症疾患の総称）と初老期認知症（40～64歳に発症した認知症疾患の総称）の両者を含んだ名称です。ちなみに、65歳以上に発症する認知症疾患の総称は老年期認知症といいます。

若年認知症は、日本全体で少なく見積もっても4万人程度存在すると考えられています。私たちが１９９６年に行った厚生省若年痴呆研究班の調査では、若年認知症の有病率は人口10万人当たり32人で、フィンランドのモルサやイギリスのハーベイらが行った調査結果とほぼ同じ値でした。世界でもまだ調査報告が少ないため、すべての国が同じような有病率であるとは断定できませんが、老年期認知症の有病率が人口10万人対７０００～８０００人であることと比較すると、非常に少ないことだけは明らかです。ただし、特にピック病に代表される前頭側頭型認知症と呼ばれる脳の前頭葉、側頭葉が障害される認知症についてはあまり研究が進んでいるとはいえず、誤診されるケースもあるため、現在では10万人前後という見方もされています。いずれにしても、潜在的な患者数はかなりの数に上るとみられます。

図1●若年認知症の年齢別有病率

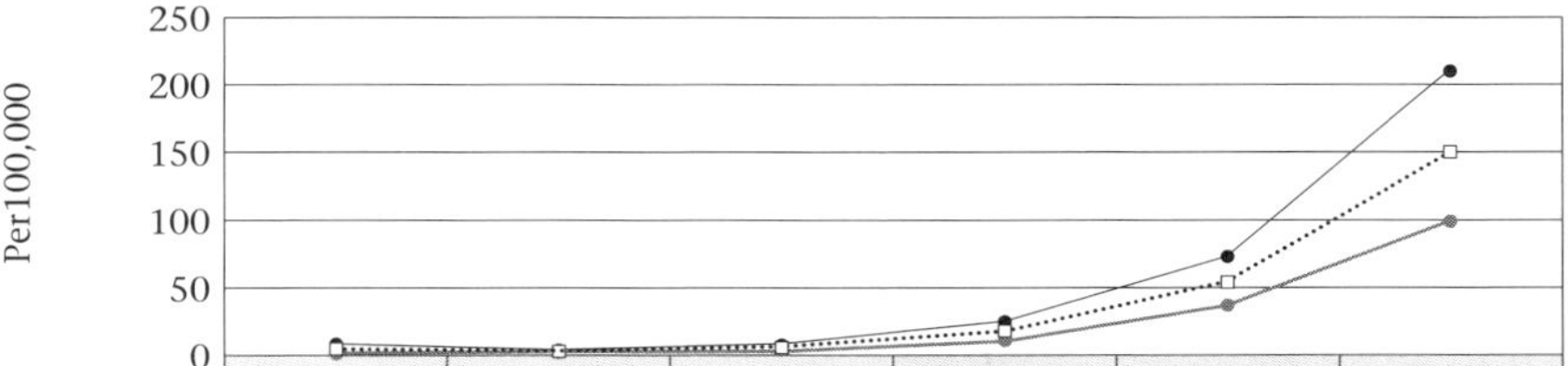

	18〜19歳	20〜29歳	30〜39歳	40〜49歳	50〜59歳	60〜64歳
男性 ●──●	8.4	3.8	7.6	25	73	210
女性 ●──●	1.2	2.1	3.9	11	37	99
全体 □……□	4.8	2.9	5.7	18	54	150

出典●若年痴呆研究班編『若年期の脳機能障害介護マニュアル』ワールドプランニング、12頁、2000を一部改変

また、年齢階級別・性別有病率から、若年期・初老期認知症は、年齢が増えるに従って有病率が高くなること、いずれの年齢層でも男性の有病率が女性を2倍程度上回っており、若年認知症者には男性が多いことなどがわかりました。男性が多い要因としては、頭部外傷後認知症やアルコール性認知症の原因となる交通事故やアルコール飲酒が女性より男性に多いという社会的要因、また、血管性認知症の原因となる脳血管障害についても男性に発症しやすいという生物学的要因があります。

さらに、老年期認知症はアルツハイマー型認知症と血管性認知症が大部分を占めますが、若年認知症では、その他にも前頭側頭型認知症、アルコール性認知症、頭部外傷後認知症など、多くの種類の疾患がみられます。

なお、45歳前後では原因疾患の種類が異なります。18～44歳までの原因ではアルツハイマー型認知症は少なく、頭部外傷後認知症、血管性認知症、脳腫瘍、てんかんなどが多くみられます。ただし、45〜64歳の場合は、老年期の認知症と類似した疾患が多くなります。

表1●若年期認知症および初老期認知症の原因疾患別発生頻度

	18〜44歳	45〜64歳
アルツハイマー型認知症	2.5%	18.3%
血管性認知症	19.5%	46.5%
頭部外傷後認知症	22.0%	9.0%
アルコール性認知症	2.5%	4.4%
脳腫瘍[後遺症]	7.6%	2.1%
その他	45.9%	19.7%

＊前頭側頭型認知症、レビー小体型認知症は、「その他」に含まれる。

出典●厚生科学研究費補助金精神保健医療研究事業
「若年痴呆の実態に関する研究」平成8年度研究報告書、18頁、1997をもとに作成

Ⅱ 若年認知症の原因となる疾患

1 アルツハイマー型認知症［Alzheimer type Dementia:ATD］

アルツハイマー型認知症は、脳の中にβアミロイドと呼ばれるタンパク質が蓄積することが原因の1つとされています。βアミロイドが脳に蓄積すると脳の細胞が死んでしまい、さらにβアミロイドが増えると、タウタンパクという異常なタンパク質が増殖して、これも脳の細胞を死滅させます。現在のところ、βアミロイドがなぜ増えるのかはわかっていません。

アルツハイマー型認知症は、老年期（65歳以上）の発症が多いですが、年齢とともに増加し、85歳以上では65歳の10倍以上発症します。男性より女性に多く、認知症疾患の約半数はアルツハイマー型認知症であり、全65歳以上人口の2～3％はアルツハイマー型認知症といわれます。

症状は初期、中期、後期の3期に分けられます。初期症状の大半は置き忘れやど忘れなどのいわゆる「もの忘れ」で始まります。しかし、一部の人は意欲低下の症状で始まるため、うつ病と誤解されたり、治療されることがあります。

中期以降になると、出来事の内容だけではなく、起こった事実そのものも忘れるようになり、瞬間的な事柄しかわからなくなります。また、見当識障害もみられます。中期以降では日時ばかりでなく月や季節もわからなくなります。さらに、身近に使用する物品の名前やよく知っている人の名前を忘れたり、相手の言った言葉の意味も理解できなくなります。話す言葉は流暢ですが、言葉が出にくいため、「あれ」「これ」と代名詞を使うようになります。会話に代名詞が多くなり、話のまとまりに欠けるようになるため、他人とのコミュニケーションが難しくなります。大声や叫声、興奮して動き回るなどの行動障害も多くなります。

後期になり身体障害を合併すると、行動障害は軽減ないしなくなります。中期から後期にかけて全身のけいれん発作がみられることがあります。抗けいれん薬の服用で比較的簡単に症状はなくなりますが、病気としては後期の入口です。その後、歩行や摂食などの機能が低下して、日常生活が介助なしでは困難な状態となり、最終的には寝たきりになり、多くは肺炎が原因で死亡します。発症から死亡までの経過は最短2年、最大15年超といわれる緩徐進行性の疾患です。

表2は著者が作成したアルツハイマー型認知症の自己チェックリストです。3つ以上該当する場合、アルツハイマー型認知症が疑われます。

表2●アルツハイマー型認知症の自己チェックリスト

チェック

1●エピソード記憶を中心に重度の記憶の障害がみられる

エピソード記憶とは、日常生活上の出来事や経験した事柄について
「いつ、どこで、何をしたか」を忘れることです。

日常生活では、「置き忘れがひどく常に捜し物をしている。

伝言の内容を忘れたり、伝言があったこと自体を忘れる。

買い物に行っても買う予定の物を忘れて、別の物を買ってくる」などの行動がみられます。

2●時間の見当識が障害される

「今日は何月何日か、今は何時か」がわからなくなることです。

昼寝をした後、朝と勘違いしたり、日や月を間違うこともあります。

3●場所の見当識が障害される

知っている道で迷うことです。

現在、自分がいる場所がわからなくなり、迷子になる場合もあります。

4●言語の障害がある

日常使用している品物や道具の名前を忘れ、「代名詞」の使用が多くなります。

そのため、「言葉の数は多いものの、まとまりに欠けて、内容が理解しにくく」なります。

進行すると、「ありがとうとう」のように文末を繰り返す語間代という現象が見られます。

5●失行がある

アナログ時計では時刻がわからなくなります。また、時計の絵が書けなくなります。

少し進行した場合には、手指の名前がわからなかったり、左右が混乱します。

衣服を逆にしたりボタンがはまらずに、着られなくなる場合もあります。

6●記憶障害は年単位でゆっくり進行する

少しずつ症状が進みます。通常、「夜間に一時的に悪化すること」や、

「数日の間で明らかな悪化や改善の変化をすること」はありません。

その際は意識障害が疑われます。

7●取り繕いや場あわせの反応をする

日常生活に支障が出てきても、
「特に困らない、普通」などといい、取り繕って協力を求めません。
また、日時の質問では、「忙しくて新聞を見なかった」「カレンダーを見てくれば良かった」、
好きな食物の質問では、「何でも好き」などと、
質問に答えられなくても、上手に相手に合わせた対応をとります。

8●作話がある

記憶を補うために、うその話をします。

故意ではなく、また内容が会話の途中で変化したり、矛盾しても気づかないようです。

2 前頭側頭型認知症［Frontotemporal Dementia:FTD］

前頭側頭型認知症は、前頭葉や側頭葉が限局的に萎縮する認知症疾患です。徐々に大脳皮質全体が萎縮していくアルツハイマー型認知症とは対照的であり、意欲低下や性格変化などを生じる前頭葉症状と、言葉の障害などが起こる側頭葉症状が見られます。また、初期で軽度の時期には記憶障害があまりみられないため、アルツハイマー型認知症とは症状の内容が大きく異なる疾患といえます。

前頭側頭型認知症という名称は、1994年にスウェーデンとイギリスのグループがピック病を含めた関連疾患について臨床と神経病理学の2つの診断基準を示したことに始まりますが、CT・MRIによる画像診断が優先されたため、妥当性に問題がありました。現在は、前頭側頭型認知症、進行性失語型、意味記憶障害型の認知症はまとめて、前頭側頭葉変性症と総称されています。

前頭側頭型認知症の頻度はアルツハイマー型認知症の3分の1といわれ、アルツハイマー型認知症に比べて発症年齢が若い傾向があります。初期ではもの忘れは目立たず、人格変化が主な症状となります。そのため、しばしば統合失調症や躁うつ病など精神的な症状や更年期障害と間違われたり、また、言葉が出づらくなったり、言葉の意味がわからなくなったりし

表3●前頭側頭葉変性症の分類

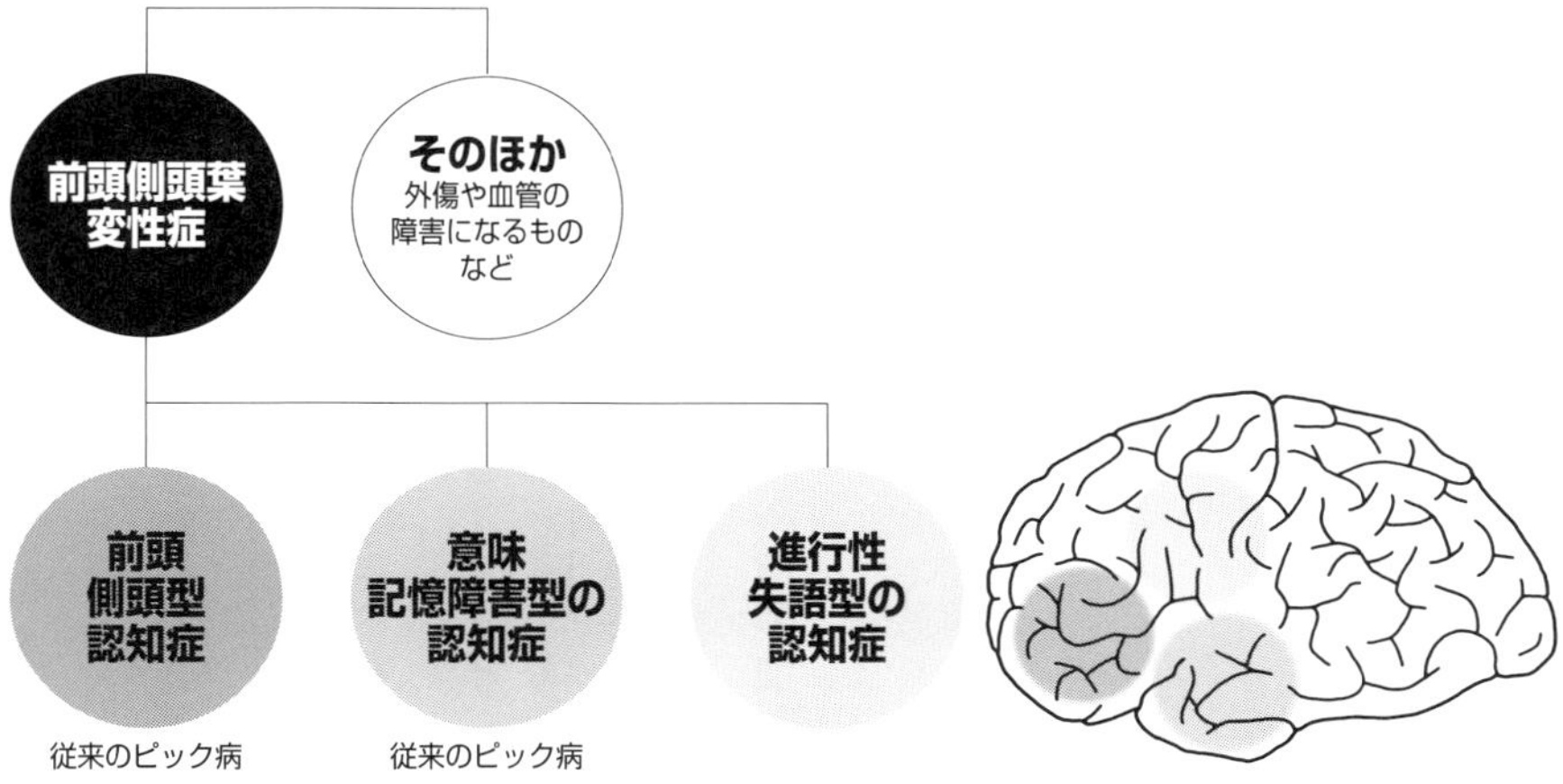

て、見かけ上はもの忘れが起こっているようにみえるため、アルツハイマー型認知症と間違われることもあります。以下に、前頭側頭型認知症の中で代表的なピック病の症状を紹介します。

1●●●病識の欠如

ほとんどの認知症で病識は低下してきますが、ピック病では初期から病識がないため、受診や通院が困難になります。

2●●●無関心・自発性の低下

初期よりみられ、自身の身なりや周囲への対応に無関心になります。病状の進行に伴い、次第に意欲や自発性の低下が顕著になります。

3●●●感情の変化

初期から感情の変化が希薄になり、情緒的

な交流が乏しくなります。

4●●●常同行動［繰り返し行動］

アルツハイマー型認知症と区別する上で重要な症状で、日常生活で最も目につきます。毎日同じコースを何度も歩き回ったり（周徊）、同じものを食べるようになったり、同じ言葉を発し続けたりします。決まった時間に決まった行動をするなど、時刻表的な行動をします。なお、初期で軽度の時期には見当識障害は現れないため、アルツハイマー型認知症の徘徊とは異なり、病気がかなり進行するまで道に迷うことはありません。

5●●●反社会的な行動・抑制のとれた行動

気の向くまま、周囲を気にしない「我が道を行く行動」が出現します。他者への配慮や礼儀がなくなります。衝動的な暴力行為がみられることもありますが、本人には悪気はありません。病状が進むとそうした行動は目立たなくなります。

6●●●食行動の異常

食べ物の好みが変わったり、以前より大食いになったりします。清涼飲料水や和菓子を好んだりするため、肥満や糖尿病を注意することが必要です。

表4●ピック病の自己チェックリスト

項目	チェック
1●状況に合わない行動 場所や状況に不適切と思われる悪ふざけや配慮を欠いた行動をする。 また、周囲の人に対して無遠慮な行為や身勝手な行為をする。	□
2●意欲減退 引きこもり（閉じこもり）、何もしない（不活発）などの状態が持続し、改善しない。 思い当たる原因は特になく、また本人に葛藤はみられない。	□
3●無関心 自己の衛生や整容に無関心となり、不潔になる。 また、周囲の出来事にも興味を示さず、無関心である。	□
4●逸脱行為［脱抑制］ 万引きなどの軽犯罪を犯す。しかし、自分が行った違法行為の意味を理解できず、 反省したり説明することができない。また、同じ内容の違法行為を繰り返す場合が多い。	□
5●時刻表的行動 日常生活のいろいろな行為（散歩、食事や入浴など）を、時刻表のように 毎日決まった時間に行う。この際、止めたり、待たせたりすると怒る。	□
6●食べ物への拘り 毎日同じ食べ物（特に甘いもの）しか食べない。さらに、制限なく食べる場合もある。	□
7●常同言語［滞続言語］、反響言語 同じ言葉を際限なく繰り返す。また、他人が言った言葉をオウム返しする。 他人が制止しても一時的にしか止まらない。	□
8●嗜好の変化 食物の嗜好が大きく変わる（薄味だったのが、突然甘味・酸味・塩分・油を好むなど）。 アルコールやタバコなどは、以前の量を超えて毎日大量摂取するようになる。	□
9●発語障害［寡言、無言］、意味障害 無口になったり、語彙の数が少なくなる。または、「ハサミ」や「めがね」などの 品物を見せて尋ねても、言葉の意味や使い方がわからなくなる。	□
10●初めは記憶や見当識は保持 初期には、最近の身の回りの出来事などに対する記憶は保たれる。 また、日時も間違えない。外出しても道に迷わない。	□

＊表は著者が作成したピック病のチェックリストです。3個以上該当する場合、ピック病が疑われます。
また、4,5,7,9の1項目でも該当するとピック病の可能性があります。

なお、これらは初期から中期までの症状であり、40歳以降に初めて気づいた症状であることが必要条件です。

周囲からの刺激に容易に影響されるようになります。目の前の人の仕草を真似たり、目に入った看板の文字を読み上げるといった行動がみられたりします。

8●●●注意散漫、集中困難

落ち着かないことが多くなり、ひとつの行為を続けられなくなります。その場に居続けられない「立ち去り行動」と呼ばれる行動がみられるため、介護上の困難を生じます。

また、側頭葉が主に障害される意味記憶障害型の認知症では、「語義失語」という症状が現れます。言葉の意味がわからなくなり、ものの名前が出てこなくなります。文字の読み間違いも多くなります。

進行性失語型の認知症では、話そうとする言葉がなめらかに発音できないといった症状で始まり、次第に言葉や文章の意味の理解も悪くなってきます。ただし、言葉の症状以外の認知症の症状はあまり目立ちません。

3 血管性認知症［Vascular Dementia:VD］

血管性認知症は脳梗塞や脳出血など、脳血管障害が原因で起こる二次性の認知症です。日本では脳血管障害の発生率が低下しているため、血管性認知症も低下の傾向にあります。血管がつまったり破れたりした部分だけが障害されるため、症状も障害された部位によって異なります。

血管性認知症の特徴は、まだらボケと言われるように正常な部分と障害される部分が混合していることで、アルツハイマー型認知症とは異なりますが、症状はアルツハイマー型認知症と同様に、記憶障害や日時の見当識障害から始まります。しかし、アルツハイマー型認知症のように慢性進行というより、能力が階段状に低下していくことが多いようです。これは脳血管障害の発作が繰り返されることを意味しています（ただし、アルツハイマー型認知症と同じように緩徐進行の経過を示すタイプも一部にあります）。

やや唐突な感じで始まった認知症であること、何らかの神経症状があって、脳内に脳血管障害が認められれば、血管性認知症と診断されます。脳血管障害の３～５％は65歳未満に発生し、残りの95％は65歳以上の高齢者に発生します。

4●頭部外傷後認知症［Posttraumatic Dementia:PTD］

頭部外傷からその後認知症になる割合は、全体の2～3％です。近年の交通事故の発生頻度の増加により、患者総数も増加する傾向にあります。頭部外傷後の症状は多彩であり、脳損傷の程度などとともに、病前の性格などの心理学的症候、さらに家庭環境、経済状態などの社会的要因が症状の形成に影響するといわれています。

症状は、記憶障害（順向健忘、学習障害、想起障害）、注意障害、思考障害（作業速度の低下、思考の停滞）などがみられます。行動障害（人格情動障害ないし性格変化）は全体の5～50％にみられ、重篤な脳損傷生存例の約30％には失語、失行、失認がみられます。自律神経障害を呈する例も多く、頭痛、めまい、天候による変化、音への過敏性などの身体症状と集中力低下、刺激に対する動揺性、発動性などの精神症状もみられます。

5●アルコール関連疾患

前頭側頭型認知症と並んで、若年期に多くみられる原因疾患として、アルコール関連疾患があります。アルコールを長く（大量に）飲み続けることによって、脳細胞の萎縮が起こり、様々な程度の認知症の症状が現れます。

1 アルコール性認知症

アルコール性認知症は、男性より女性に多く、また高齢になるに従って多くなるといわれます。アルコール依存症の入院患者の約３％にみられ、主な症状は、精神運動の緩慢さ、迂遠（回りくどくてなかなか結論に達しない）、保続（同じ言葉が何度も繰り返される）、注意力低下、失見当識です。認知症の程度は軽度で、非進行性ないし緩徐進行の場合が多いです。認知症の発症には、個人差はあるものの、一般的にはアルコール量が毎日１２０mg以上で、飲酒期間が10～15年以上必要だといわれています。飲酒を中断することで改善する例も報告されており、アルコールの摂取を禁止することが効果的な方法です。

2 ウェルニッケ・コルサコフ症候群

ウェルニッケ・コルサコフ症候群は、ビタミンB_1の欠乏によって起こる急性または慢性の脳症をいいます。ウェルニッケ（Wernicke）症候群とは、意識障害、眼筋麻痺、失調性歩行（歩行時のふらつき、足を開かないと安定しない）で発症した急性脳症の別名で、コルサコフ（Korsakoff）症候群とは、健忘（記憶力の極端な悪化）、作話、失見当識を主症状とする慢性脳症の別名です。この2つは同一疾患としてまとめられ、ウェルニッケ・コルサコフ症候群

（または脳症）と呼ばれます。原因としては、アルコールの多飲や依存症に多いですが、これ以外にも、胃の切除、透析、妊娠悪阻、高カロリー輸液などで生じることもあります。

スウェーデンでは、40～69歳までのアルコール依存症者の12・5％にこの症候群がみられたといいます。状態の改善に効果的な方法は、ビタミンB1の摂取が挙げられます。

6 レビー小体型認知症 [Dementia Lewy bodies:DLB]

レビー小体型認知症は、一次性の認知症ではアルツハイマー病に次いで多い認知症疾患です。脳の中にレビー小体（α－シヌクレインという特殊なタンパク）という物質が蓄積することにより発症します。

通常50～70歳に発症する疾患で、人口10万人に30～81人ほど見られ、女性より男性に多いといわれます（1対1・5）。症状は記憶障害で始まることが多いのですが、認知症の症状に加えて、経過中にパーキンソン症状を合併します。頭・手足のふるえ（振戦）は軽度であり、手足のこわばり（筋強剛）や動作緩慢（寡動）が中心です。また、早期に幻視などを伴うことが多く、後期には四肢麻痺や失外套症候群（刺激に対して反射運動以外の反応を示さない、周囲に対して応答しない等）となり、寝たきり状態となっていきます。平均罹病期間は約5～6年といわれています。

Ⅲ　若年認知症の症状

認知症の症状は、1●脳自体が損傷して生じる中核症状と、2●社会・家庭環境や心理的状況など、外的な要因が関与して生じる周辺症状に分けられます。なお、周辺症状としての精神症状と行動障害は、認知症疾患の半数以上にみられます。

老年期認知症も若年期認知症も、認知症者の50〜60％に周辺症状が認められます。認知症疾患によって現れる周辺症状が異なるため、各疾患に特徴的な周辺症状を把握しておくことは、認知症者への対応を行ううえで参考になると思われます。

老年期認知症は「夜間せん妄」「不潔行為」「自他の物の区別困難」「幻覚・妄想」の頻度が多いのに対して、若年認知症は「徘徊」「興奮」「意欲低下」の頻度が多く、アルツハイマー型認知症では「徘徊」「自他の物の区別が困難」「意欲低下」、血管性認知症では「興奮」「意欲低下」、頭部外傷後認知症では「叫声・奇声」「暴力・暴言」「興奮」「意欲低下」、アルコール性認知症では「興奮」「意欲低下」が高い頻度でみられます。

1●●●中核症状

中核症状とは、認知症に共通の症状で、脳自体が損傷することで生じる症状をいいます。初期の代表的な症状として、エピソード記憶に関する障害、見当識に関する障害、前頭葉機能に関する障害があります。

1●●●エピソード記憶障害

エピソード記憶とは、新しく経験した内容やその経験自体の記憶です。この障害では、1●ものを置き忘れて色々の場所を探しまわる、2●電話の用件を伝え忘れる、3●食事をした後、食べたことをすぐ忘れて、もう一度食べようとする、4●旅行に行き楽しい経験を積んでも、行った場所や日だけでなく、旅行に行ったこと自体を忘れる、などの症状がみられます。障害が軽度の場合は、電話の内容や旅行先の名前や日時を忘れるだけですが、障害が重度になると、電話を受けたことや旅行に行ったことなど、体験したこと自体も忘れてしまいます。

2●●●見当識障害

見当識とは、今がいつ（月日や時間）か、自分がどこ（場所）にいるかをわかっていることこ

図2●若年認知症と老年期認知症の周辺症状の頻度

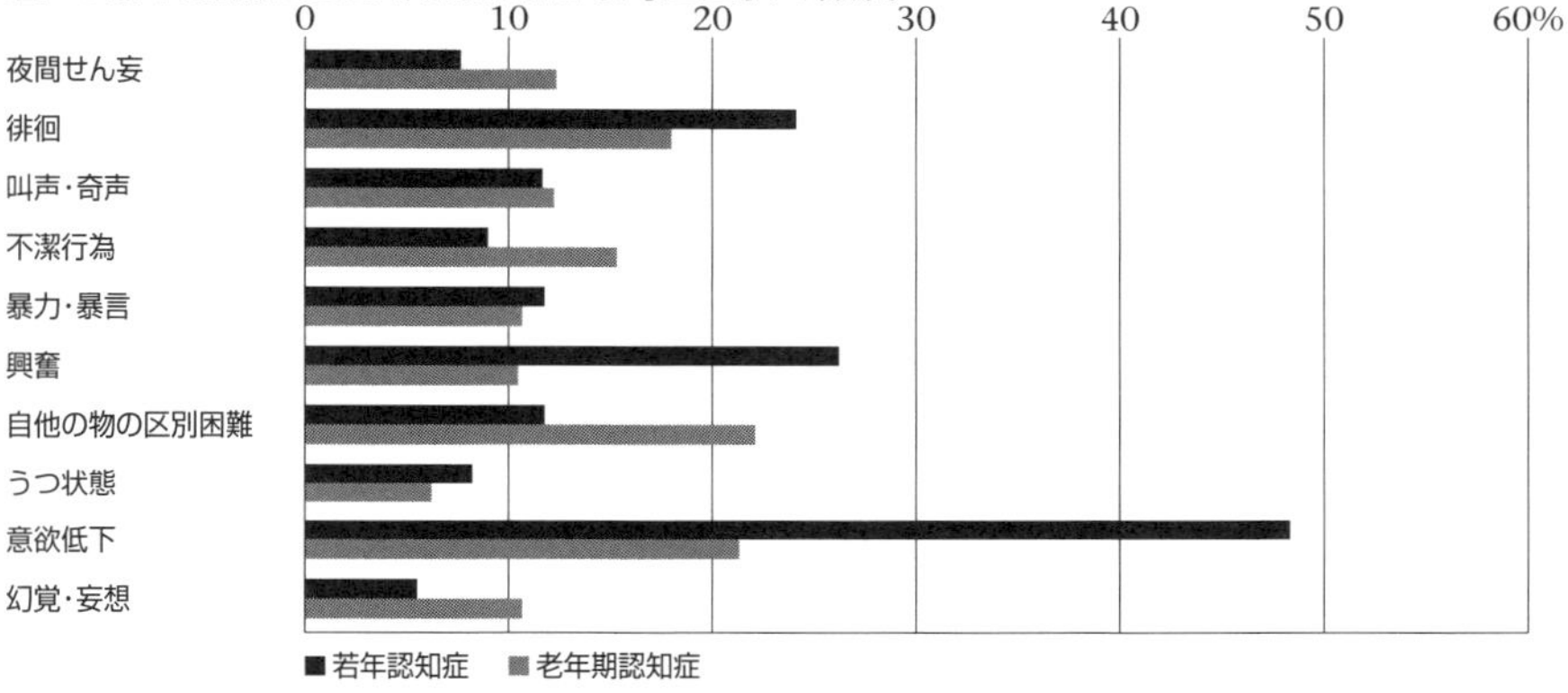

図3●疾患別の周辺症状の頻度

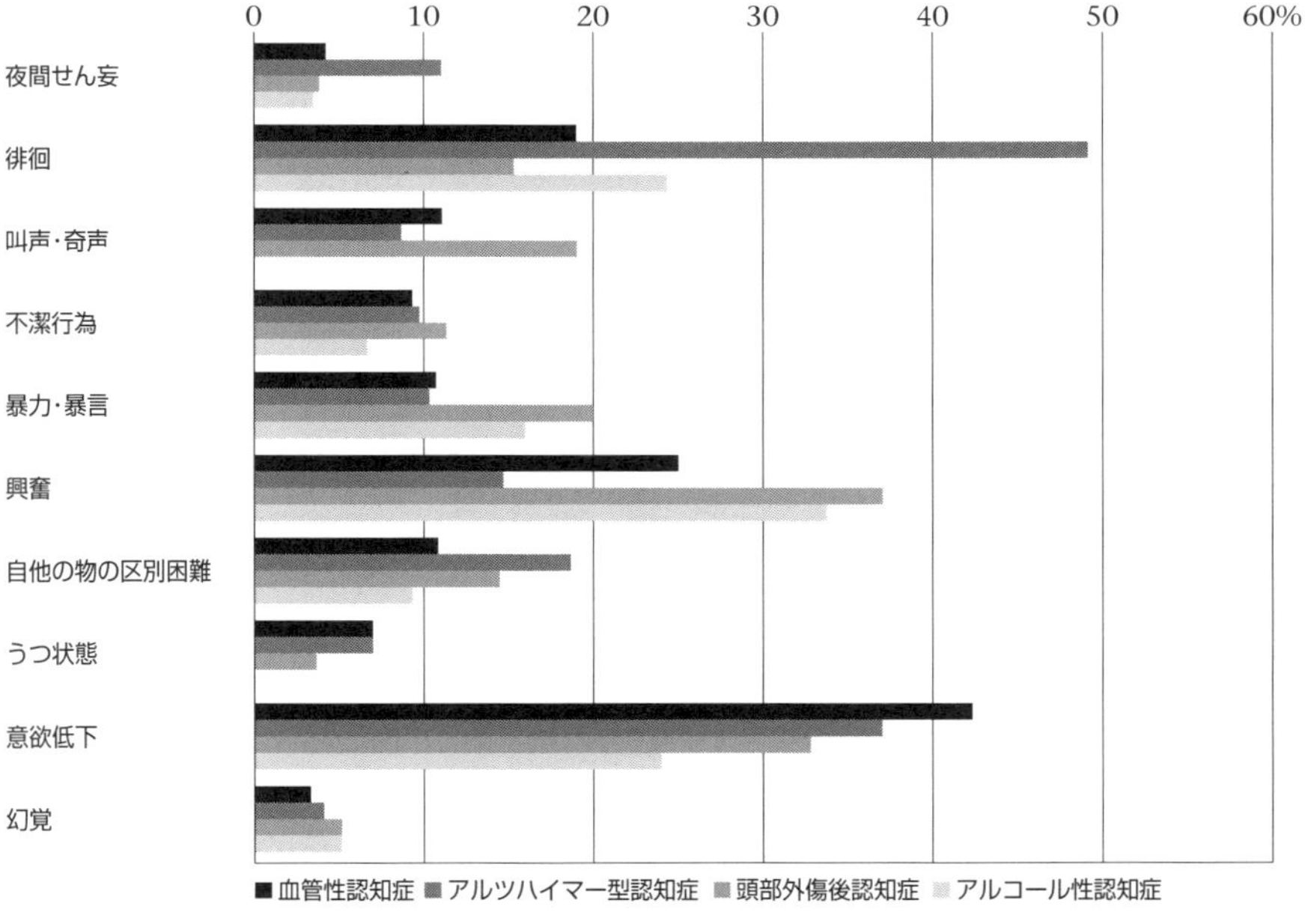

出典●若年痴呆研究班編『若年期の脳機能障害介護マニュアル』ワールドプランニング、21頁、2000を一部改変

図4●中核症状

中核症状［認知機能障害］
記憶障害・見当識障害・前頭葉症状など

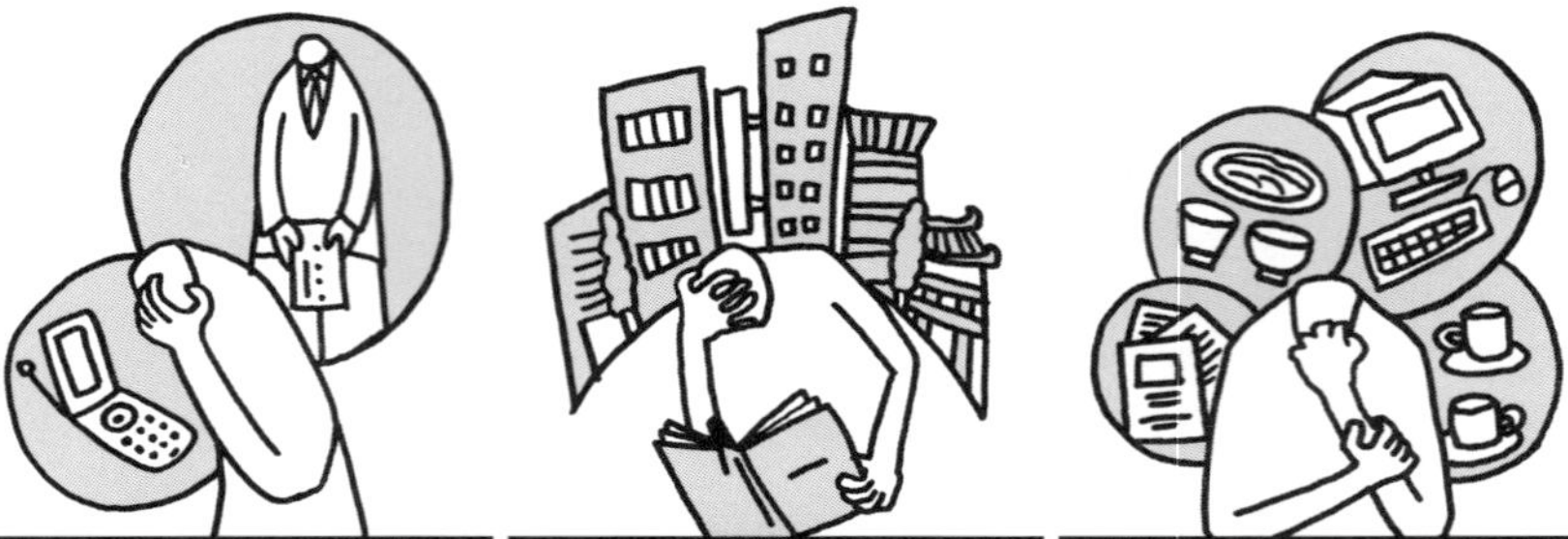

エピソード記憶障害	**見当識障害**	**前頭葉症状など**
新しく記憶した内容やそれ自体を記憶にとどめることが困難となる。	1●ここはどこ（場所）で、2●今がいつ（月日）なのかわからなくなる。	1●計画や順番が立てられない、2●抽象思考が困難、3●判断力の低下、4●意欲・興味の低下がみられる。

とです。この障害は、場所の混乱より、日時の混乱のほうが初期にみられます。日は初期から障害されますが、月については比較的あとまで保たれます。つまり、障害される順番は、日＞年＞月＞時刻です。場所の混乱は中期以降に生じますが、これが始まると、夕方や夜になると「家に帰る」などと言い出し、家族介護が困難になります。

3●前頭葉機能障害

前頭葉機能とは、1●物事を解決するのに合理的に考え、順序立てて行動する、2●周囲に興味や関心を持つ、3●自主的に活動する、などです。この障害では、物事に興味がなくなる結果、テレビも見ず、また何もせずにぼんやりしているため、うつ病など他の病気に間違えられることもあります。なお、日常生活で具体的にみられる症状は、**表**5のよ

表5●遂行機能質問票DEX[dysexecutive questionnaire]

項目	意味
❶単純に言わないと、意味が理解できない	理解力の低下
❷頭に浮かぶままに行動する	短絡、無反省
❸実際にはなかった出来事や内容を、本当にあったかのように話す	作話、妄想
❹将来の計画を立てることができない	企画力の障害
❺物事に夢中になりすぎて、度を超す	熱中性、抑制欠如
❻過去の出来事がごちゃ混ぜになり、起きた順番がわからない	新近性記憶障害
❼自分の問題点がなにかわからず、将来についても現実的でない	病識欠如
❽物事に対して無気力、熱意がない	意欲低下
❾人前で、他人が困ることを言ったり、やったりする	他者への配慮がない
❿何かをしたいと思っても、すぐに興味が薄れる	根気がない
⓫感情をうまく表すことができない	表現力の低下
⓬ごく些細なことに腹を立てる	易怒
⓭状況に応じてどう振る舞うべきかを気にかけない	状況認識の低下
⓮何かをやったり、話し始めると、何度も繰り返す	常同行為
⓯落ち着きがなく、少しの間でもじっとしていられない	多動
⓰すべきでないとわかっていても、やってしまう	抑制不能、衝動制御不能
⓱言うこととやることが違っている	言行不一致
⓲何かに集中することができず、すぐに気が散る	注意散漫
⓳物事を決断できず、何をしたいのか決められない	優柔不断
⓴他人がどう思っているのか気づかず、また関心がない	興味・関心の低下

Amieva H Phillips, 2003による。なお、右の意味については著者が追加。

うな内容です。特に、❶理解力の低下、❷短絡、無反省、❹企画力の障害、❻新近性記憶障害、❽意欲低下、❾他者への配慮がない、❿根気がない、⓭状況認識の低下、⓮常同行為、⓰抑制不能、衝動制御不能、⓴興味・関心の低下、が特徴的です。

2●●●周辺症状［behavioral and psychological symptoms of dementia:BPSD］

周辺症状は、精神症状と行動障害に分けられます。なお行動障害とは、他人が共感したり理解することが難しく（平均規範を逸脱する）、また他からみても望ましくない（価値規範を逸脱する）行動です。これらの行動は本人ばかりでなく介護者にも悪影響を及ぼすことが多く、認知症介護にとって重大な問題といえます。

精神症状と行動障害は、認知症疾患の半数以上の割合でみられますが、その原因は社会・家庭環境や心理的状況など、外的な要因の関与が大きいようです。

1●●●精神症状

1……夜間せん妄

夜間せん妄は意識障害ですが、「幻覚と異常行動を伴った状態」をいいます。一日の中で症状・状態が変動することが特徴です。慣れ親しんだ環境（家庭など）を離れて、新しい環境に入ると不安や緊張が高まり、混乱することも原因の一つです。そのため、病院では慣れるまで家族が付き添ったり、施設などでは本人の所有物を目の見えるところに置くなどの配慮が大切です。また、日中の覚醒を保ち、睡眠覚醒リズムを作るために日中の働きかけが重要になります。一人にはせず、会話を心がけたり、レクリエーションなどをさせたり、散歩に誘うことが良いようです。また、夜間の働きかけは、興奮を鎮め、入眠を誘うことを目的とします。寝る前に温かい飲み物を与えたり、夕方から夜にかけては、興奮するようなことはさせないことです。興奮したときは、そばにいて落ち着かせるようにします。さらに、原因となった身体疾患の治療をすることも必要です。

2……幻覚

幻覚とは、「実際に存在しない対象が、知覚されること」をいいます。多くは意識障害が原因で起こります。なお、認知症患者にみられる幻覚や妄想は、統合失調症患者にみられるものと違い、より具体的で、現実的、かつ日常生活に沿った内容のことが多いようです。また、内容も一過性のものであったり、変動することが多く、家族などの説得で訂正が可能です。しかし、発症してから長期間経っている場合は、説得しても効果がなく、逆に反発や拒否がみられることがあるので、注意が必要です。

他人が見えたり聞こえたりしない幻でも、本人には実際に見えたり聞こえたりしています。決してうそを言っているわけではないので、荒唐無稽なことと否定しないことが大切です。

否定すると、否定した人を信用しなくなる場合があります。まず、見えたり聞こえている事実を、受け入れることが大切です。そうすることで、患者は安心します。

また、夜間照明が暗かったり、日中暗い部屋に患者を寝かせたままでおくと、錯視（壁のシミが人に見えたりする）や幻視を生じます。錯視は、視力の低下や物がはっきり見えないときに生じます。幻視は、睡眠と覚醒レベルがはっきりしない、夢を見るような状態や、意識が低下しているときに生じます。また、周囲が薄暗いときにみられます。幻視がみられる場合、部屋の照明を落とさず、そのまま入眠させせます。照明が明るくても不眠や幻覚が増悪することはありません。

3……妄想

妄想とは、「明らかに間違った判断や考え」をいいます。本人は正しいと確信しているため、他の人が否定しても訂正できません。認知症では、物盗られ妄想（嫁や息子が通帳やお金を盗むなど）、嫉妬妄想（配偶者が不義をはたらいているなど）、被害妄想（虐めるとか、嫌がらせをするなど）、貧困妄想などがみられます。また、特殊でまれな妄想として、自分の夫や妻など家族を否認する「替え玉妄想」、知らない子どもや家族が住みついているという「幻の同居人妄想」、実際の子どもたち以外に別の子どもがいると主張する「重複記憶錯誤」などがあります。

一般的には、言っていることを否定せず、また説得しないことが大切です。これらをする

表6●認知症と統合失調症の特徴

	認知症	統合失調症
1●**幻覚**	具体的、現実的内容が多い。 種類では、幻視が多い。	幻想的、抽象的内容が多い。 種類では、 幻聴、体感幻覚が多い。
2●**妄想**	日常生活に密着した内容が多い。 種類では、物とられ妄想や 被害妄想が多い。	哲学的、抽象的内容が多い。 種類では、 被害・関係妄想が多い。
3●**病的な体験の訂正**	早期には訂正できる	訂正困難、または訂正不能

と、余計に不審の念が強くなり、完全に拒否されることがあります。また、一人にしないような対応や、なるべく一緒に行動するような対応が必要とされます。

4……うつ状態

うつ状態は精神症状と身体症状を示す疾患群です。精神症状には、❶悲哀感や孤独感を感じる、❷自分が無価値である、悪いことをしたと思う、❸一日中、不安感や焦燥感（イライラ感）がある、❹何事にも興味がなくなり、楽しめない、❺元気がなくなり、気力が低下する、❻何も考えられない、または集中力が低下する、❼寝つきが悪い、よく目を覚ます、朝が早い、❽絶望感を持ったり、自分がいないほうがいいとか自殺を考える、などがあります。身体症状には、❶全身がだるい、❷食欲が低下している、❸体重が著しく減少した（1か月で体重の5％以上）、などがあります。

原因は、身体的な問題（脳血管障害、高血圧、肺炎、リウマチ、白内障、下痢、感冒、打撲など）、薬物（覚醒剤など）やアルコール依存、心理的ストレス、悲哀反応（家族や友人の死などの喪失体験）などです。

この場合の対応として、励ましの言葉は禁忌です。また、強い精神症状（強いイライラ感、自殺を口にする）がみられる場合は、精神科医による専門的な治療が必要です。

2●●●行動障害

1……徘徊

徘徊は従来、「屋内外への移動や外出で、目的がはっきりしない行為」とみられていましたが、最近では、他者には理解しづらいが認知症者なりに何かしらの目的があって、それが徘徊という形となって現れていると考えられています。❶認知の障害（記憶・判断力の低下など）、❷生理的な欲求（トイレ探し）、❸衝動的・無目的な行動、❹常同的な行動、❺精神症状（幻覚・妄想）に誘発された行動などに区別され、それぞれ原因に基づく対応が必要です。

2……興奮・暴力・危険行為

自分の要求が通らなかったり、自分のペースで事が運ばなかったときに生じます。叱らずに、興奮の収まるのを待つか、場所を移して気分転換を図ることが大切です。運動不足の可能性があり、体力に合わせた運動をさせることも効果的です。

暴力がみられる場合にも、気持ちを紛らわすように別の活動を勧めます。一人で悩まずに、第三者、特に医療関係者や福祉関係者に相談することが必要です。興奮が収まらなかったり暴力行為が激しい場合には、薬剤を用いるようにします。

自分の要求が通らないと、ものを壊したりする危険行為もみられます。ただちにその場で注意して興奮が収まるのを待ちますが、その場から遠ざけて、気分転換させることが大切です。症状が強い場合は薬剤を用います。

3……異食・盗食・拒食

異食とは、「食べ物以外のもの、例えば、ゴミ、排泄物などの固形物や、化粧水、消毒液などの水溶液などを口にする行為」をいいます。口に入るようなものや壊れやすいものは身近に置かず、手の届くところに置かないようにします。

盗食は、「他人のものを勝手に食べてしまうこと」をいいます。食事量が少ないことが原因の場合が多いようです。体重の増加やカロリーに配慮しながら、食事の量を増やすことが必要です。

拒食は身体の不調が原因のことが多いようです。まず風邪や便秘など身体症状の有無をチェックします。また、環境の変化に伴って食べなくなる場合もあります。これは対人緊張が高く、繊細な性格の人にみられます。

4……叫声・奇声・大声

欲しいものが手に入らなかったり、自分の要求が通らなかったときにみられます。この際には、どのような要求をどのような時間や場所でしているかを調べたり、別の表現手段や伝達方法をとるように伝えます。また、体力に合わせて、適当な運動をさせることも必要です。

5……収集癖

物品の収集ないし保持に対して病的な欲求をもち、価値のないつまらないものを無選択的に集め続ける常同行為（同じ行為を何度も繰り返すこと）です。目につくところや手の届くところに、収集の対象となるものを置かないことです。スキンシップや会話などの関わりを多くして、その行動に向かわないようにすることも大切です。

6……性的逸脱行為

性的逸脱行為は、「自慰」「性器の露出」「卑わいな言葉を話す・叫ぶ」「家族や介護者に対する身体的な接触」「人目のあるところでの性行為」などの行為です。

非難や抑制をするのではなく、患者にとってどのような意味があるかを考える必要があります。通常は、寂しさや孤独感、「性」の抑制による欲求不満が多いようです。性的な欲求不満を昇華できる機会を作ることも大切で、話し相手になったり、散歩やレクリエーションなどを行い、積極的に気分転換や方向転換を図ったりします。

7……感情失禁

感情失禁とは、「感情（喜怒哀楽）の調整が上手くいかない状態」をいいます。わずかな刺激で、泣いたり、笑ったり、怒ったりします。本人の反応しやすい部分（状況）を避けて、刺激を少なくするようにします。症状が強い場合には薬剤を用います。

3●若年認知症者にみられる症状

認知症の周辺症状は、家庭環境や心理的問題を誘因として生じるもので、認知症者すべてに共通して生じるわけではありません。若年認知症者の周辺症状が老年期の認知症者より問題が大きい原因は、1●体力があり、エネルギッシュで活発であること、2●介護者は配偶者が多いため、対等な関係または同世代として遠慮や配慮が少ないこと、3●老年期認知症と違った疾患がみられる（前頭側頭型認知症、特にピック病が多い）ため対応が困難であること、などが挙げられます。しかし、環境の調整や心理学的アプローチにより症状が改善することも認められています。1対1の対応や、施設内だけではなく地域内で対応することで、興奮や暴力といった症状を軽減・防止できる傾向もみられます。今まで仕事や家事など社会生活をしていた人が、認知症の発症を契機に社会から切り離されて心理的ストレスを抱えたり自信を喪失するのは望ましくないため、社会とのつながりを保って、身体機能を維持し、精神面の安定を図るために、デイサービス・デイケアなどでは、美術館に行ったり、買い物や散歩など、地域でエネルギーを発散するプログラムが求められます。

若年認知症の周辺症状として、行動障害では興奮や暴力が目立つといわれます。これは自分の欲求が通じなかったり、嫌なことをされるのが原因です。高齢者の場合でも、おむつ交換や入浴のときに、大声を出したり、介護者を蹴飛ばしたりすることがありますが、嫌なことを不意打ちの形でされるからです。声掛けをして本人の了解を得ることは、年齢を問わず、介護する側が行うべき原則だといえます。

若年認知症者の場合、理由もなく突然怒り出すことがありますが、その際は、介護者はもう一度会話の内容や対応を振り返ることが必要です。言葉で相手を傷つけていることが多く、馬鹿にした言葉遣いは、若年認知症者には我慢できないことがあります。施設などで、理解力が低下した入所者に対して〝どうせわからないだろう〟と侮蔑的な言動になったり、子どものように扱うことがありますが、これらが原因のようです。高齢者の場合は、すでに退職して、社会的・家庭的な役割を若い世代に任せたという意識がありますが、若年者は病気になっても、休職中であるととらえて、退職したとは思っていないことが多いのです。そのため、自分は尊敬されるべき人間であり、社会的立場に合った取り扱いを求めるのだと考えられます。

●●●

Aさん（アルツハイマー型認知症）は、家族に暴力をふるうことはありませんでしたが、家の前に停めてあった他人の車を蹴飛ばしたり、ボンネットを殴ったため、入院することになりました。言語障害があり本当の理由がわからないため推測の範囲ですが、自宅の前に無断で車を止められたことが気に障ったと考えられます。通常なら我慢できることも、抑制することができずに行動に移してしまったようです。

●●●

Bさん（ピック病）は、散歩の途中に咲いていたバラを折ったり、畑から野菜をもぎ取って来る行為が続き、近隣の苦情が出て、一人で散歩に出すことができなくなりました。妻は代金を払い、病気の説明もしたそうですが、理解してもらえませんでした。目に入ったものを食べたり、欲しいと自分のものにするのは、前頭葉の障害で起こります。悪気があるわけではなく、病気の症状なのです。バラを折る行為は花に興味があったためと考えられ、むしろ本人の優しさが表れているように思われます。

在宅介護をしていく中で、家族は家庭内でのトラブルに関してはある程度我慢するようです。しかし、AさんやBさんのように、対外的な事件が起こると、家族は他人の迷惑や噂を気にして、入院や入所・通所を覚悟するようです。

徘徊では、買い物帰りの道や散歩道を間違えて帰れなくなり、当てもなく何時間も歩き続けることがありますが、これはアルツハイマー型認知症者の行動パターンです。一方、強迫的に、靴に穴が開こうとも、雨が降っていても、炎天下でも、周囲の状況に構わず行動する患者もいます。また、長い距離を繰り返し、時刻表のように決まった時間に行動する患者もいます。これらはピック病者の行動パターンです。「会社に行く」「散歩に行く」と言って外出しますが、アルツハイマー型認知症者のように迷子にはなりません。

Cさん（ピック病）は、妻が病院の窓口で支払いをしていたときに行方がわからなくなりました。自宅までは20㎞ほどあり、警察に保護願いを出して家族で探し回っていたところ、夕方遅くに一人で自宅に帰ってきました。ただ、帰ってきた道や、なぜ一人で帰れたのか、理由は述べられませんでした。おそらく、病院に置いてきぼりにされたと思い、必死に歩いたのだと思われます。

Dさん（アルツハイマー型認知症）は、少し待つように説得したり、服をつかんで止めても、振りほどいて強引に玄関から出ていきます。追いかけると「来るな」と怒ります。それでもしばらくついて行くと、後ろを振り返り、待っていてくれます。これは、すぐに興奮が収まることや起こった出来事をすぐ忘れるためです。病気による症状と本来の優しい性格が見られるためですが、介護者はすぐ変化する態度に、どう対応すべきか戸惑ったようです。

以下は、若年認知症者のEさん（58歳・女性・アルツハイマー型認知症）とのやりとりを、ほぼそのままの形で記したものです。

●●●まず、家族構成から教えていただけますか。

Eさん……どう言えばいいのかな。普通ですよね。はじめはね。だいたいそのあとに大事なものっていうのは何かなと思ったんだけど。だから、あんまり、子どものほうが少し。

●●●若い頃から、長年、看護師として働かれていらっしゃったとお聞きしています。

Eさん……いや、定年、こうやって寝て、同じ。子どもが来たら、もう、自分の、になってもいいでしょう。だから、そういう人に、いてほしいのね。何を、したら一番いいかなってことを知りたかったんです、私は。

●●●知りたかったから看護婦さんになられたのですか。

Eさん……うちの、家系はね、何だっけ？　何と言えばいいんですか。

●●●人の面倒を見たりすることが好きだったのですか。

Eさん……それも同じようなことですよね。だから私はやっぱり、自分でね、できるものなら、じゃあ、これでもいいなって思う、感じがあって、そういうことで。それから、いろんな人たちがいるでしょう、普通の人はどういうふうにして、調べられるんですか。

●●●〝もの忘れをするなあ〟などと感じたことはありましたか。

Eさん……ありますよね、やっぱり。自分でわかるのね。

●●●周りの方に相談されたり、病院で診てもらおうとは思わなかったのですか。

Eさん……自分でね、何かね、そうじゃないかなってこう思うわけですよ、私が。日常的でね。そういうその中で、そういうとこ、行くときがあるんです。大事なとこであれしたら、だめだと思うために。だからそこの部分はちょっと、薄くなってるかもしれない、ないかなと思ってる。うん。そうなのよね。

●●毎日どのように過ごされていらっしゃいますか。

Eさん……どうなればいいんだか、ちょっとわからなくてねえ。外を、歩いても、いるし。買い物もやったりしますよ。

●●「今日は何を作ろう」などと考えて、買い物に出かけるのですか。

Eさん……あの、多めにやりますよ、私は、そこは。

●●お食事の支度をするのはお好きですか。

Eさん……いや、やっぱり食べなきゃ食べないで。みんなにご飯食べさせないといけないから。じゃあお茶でも食べましょう、飲みましょうかっていうような気持ちになるんです。

●●例えば、やかんに火をかけたり、火を扱うことは怖くないですか。

Eさん……ああいうのは、ちょっと怖いときありますね。怖いっていうか、大きく、見れば、こうなって出てくるでしょう、その下のほうからこう来るものがちょっと、いやだなって。

●●水は平気ですか。

Eさん……水はだいぶ平気で、昔は、そういうふうに言われてなかった、私が、言いますけど、やっぱり、親、兄弟はね、あの人たちはみんな笑って。

●●アルツハイマー病とわかって、大変だったことはありますか。

Eさん……今ね、ちらっと頭に。ひらめいてきて。今ここ、一緒に、私、言ったでしょう、その間に家がどうなったって。そうなっちゃって。

●●●ちゃんと片付けをしてきたか、カギを閉めてきたかなど気になるのですか。

Eさん……そうそう。そういうのありますよね。

●●●私も気になって一度家まで戻って鍵を閉めたか確認したりすることがあります。戻ってみると、案外閉まっているものなのですよね。

Eさん……そうそう。ああいうときはガクーッと、来ますよね。だからそういう。どうしてそうなっちゃったのかななんて思っちゃったりする。

●●●忘れたくない、ずっと大事に憶えておきたいと思っていることはありますか。

Eさん……あんまり、違うんだけど、その人は、書いてあったから、こういうようなところで、そういうふうに言いました、私。

●●●逆に、忘れてしまいたいことはありますか。

Eさん……うん。もうちょっと前だけども、それは、あんまりじゃなかったのね。だからこれを、持って、お医者さんに、行ってくださいって言われたのか何だか知らないけど。

●●●これからは、どのような生活を送っていきたいですか。

Eさん……それはねえ、お父さんが家にいるから、こっちに来て、こういうふうな実験、やることは。これをどうしたら、一番いいんでしょうかね、こういう場合には。自分で、良くなるのに、今のように。一回ちょっとね、少し時間をもらったほうがいいかもしれないですね。だから、そういうふうにしていってもいいのかなあとか、私、思ってたんです。

●●●宮永医師のコメント

この文章を読んだ直後、「Eさんが実際に伝えたいことは何だろうか」「会話を文章として書き記した場合、こんなにまとまらないものになるのだろうか」という驚きとともに、「なぜ質問者はこのような言葉を理解できるのだろうか」という思いが湧いてきました。しかし、これらのやりとりは、患者さんとの会話として、家族だけでなく、医療や福祉の現場では頻回に行われています。

一般に、文章は聴覚（音韻）からではなく、視覚を通じます。さらには読む者は理解をするため、文節に区切り、単位ごとに意味を考えながら読むパターンが身についています。統合的に進むのでなく、分析的に進みます。このEさんとの会話を綴った文章は、真面目に繰り返して読めば読むほど、ますます意味がわからなくなります。

文章は、その内容や意味を他者に伝えることが目的ですが、そこには会話の中にみられるであろう身振りや表情などは含まれません。また、話し言葉には声の高低や大小、強調そして速度がありますが、文章のみではその中身は伝わりませんし、実際の雰囲気もわかりません。

ところで、視点を変えて、この文章を読んで客観的に気づくことを挙げると、「内容のまとまりが悪い」「代名詞や繰り返しが多い」ことが言えます。「聞く者には通じても読む者には通じにくい文章」とも言えると思います。

しかし、これらの会話の中で、質問者は非言語的な情報も駆使しながら、意味を受け取り、的確に反応しています。というより、質問者は質問に対する正確な返答がみられなくても、回答を予測するような形で了解していました。同時に、Eさんも自分の持っている言語能力全部、ないし知っている言葉全部を使って、質問者に誠実に答えようとしている感じが受け取れます。対人関係として双方向の関係が保たれるか、または保とうと努力している様子がみられます。この関係はアルツハイマー型認知症者の特徴といえます。この関係と対比されるのはピック病者です。ピック病の特徴として、対人関係を気にせず、一方的な話し方をし、関心がなくなると自ら会話を中断してしまう行為があるのです。

ところで、今回、このように話し言葉を文章化したことは、非常に貴重な試みだったと思います。今までにアルツハイマー型認知症者の会話を聞いて記載されたものは、「内容のまとまりが悪い」「代名詞や繰り返しが多い」と、聞き手が言葉の形式に沿ってまとめた内容か、直接聞いた会話の内容に沿ってまとめたもの、例えば「旅行は楽しかったと言っている」など、聞き手が本人の話の内容をまとめたものだけでした。本人の生の言葉は聞いてはいますが、その通り文章化されたものはなく、私は初めての経験でした。

私には、今回のEさんの生の言葉は新鮮であり、非常に驚きでした。今まで多くの患者さんと会話した際も、このようにいろいろなことを患者さんが言っていたと思うのですが、聞き手として受け取った内容はごく一部でした。それも聞き手が自分の経験に合わせて選択し、まとめてしまっていたことに気づかされました。このように生の言葉をそのまま記載する作業は、新しい視点と新しい研究分野を私に与えてくれました。

Eさんは、話に集中せず、別な刺激があるとすぐそちらに注意が向いています。これは、注意の選択的機能の低下で、集中し持続する機能が低下して注意がそれるものですが、ピック病者もアルツハイマー型認知症者同様に、別なことに注意が向くと、今までの文脈が瞬時のうちに変化してしまうことがあります。しかし、忘れても気にしないで次の話題に移るため、アルツハイマー型認知症者のように忘れたことを言いつくろうことはありません。この点、アルツハイマー型認知症者は話題（テーマ）を完結させようとする傾向があり、別な話に移っても、以前の不備な内容を思い出すと、話が以前の事柄に戻ったりします。Eさんにもこの行為がみられるため、文章だけを読む者には混乱が生じます。しかし、実際の会話を見ると、話相手に混乱や抵抗はなくスムーズに受け入れられています。おそらく、非言語的な相互関係の要素や、場の雰囲気の共有化が関係するのではないかと思われます。

さらに、Eさんの会話は、言葉の言い換えのため繰り返しがあったり、代名詞を頻用するため、その時点の会話のテーマが見えずに、文章のみでは読む者の混乱を増長させているところもあります。これもアルツハイマー型認知症の特徴である多弁と流暢性です。一方、ピック病では、言葉の量が進行とともに漸次少なくなっていきます。ポツリポツリと喋るだけになりますが、まとまりは残ります。これを寡言で非流暢と言い、ピック病の特徴です。ただし、ピック病は中期になると、オルゴールに似て、同じ内容を繰り返して話す現象がみられます。それが会話の途中に入ると、別の流れが唐突に加わることになり、聞き手は最初は

表7●病期と言語の内容

疾患名	初期	中期	後期
アルツハイマー型認知症	喚語障害（流暢性）	健忘失語、口頭言語理解低下、錯語、錯文法	無言、残語
	「あれ」、「それ」などの代名詞が多い 会話中に必要な内容語が言い出しにくい、または出ない	話のまとまりが悪い 理解力が低下する 話した内容を忘れ、同じ話題を繰り返す 話の途中で、話す内容を忘れる 単語の発音を間違えたり、別の語と言い間違える	「はい」「いいえ」のみ 奇声・叫声がある 発語が全くない
ピック病	発語量減少（非流暢）、意味障害	常同言語、反響言語	無言
	寡言、言葉数が少ない 物品の使い道や意味がわからない	状況が変わっても、同じ内容を繰り返す 他者の言った言葉を繰り返したり、真似る	「はい」「いいえ」のみ 発語が全くない

驚きます。しかし、もとの話とは区別ができますので、幾度となく繰り返される場合には、その部分を除いて話を追ったり、前後をつなげることが可能です。読む者の理解においても、この時点ではピック病のほうが易しいかもしれません。

なお、後期にアルツハイマー型認知症とピック病はともに無言となり、意思疎通が困難になります。しかし、中期までは明らかに違いがみられるため、コミュニケーションの視点からすると、アルツハイマー型認知症を代表とする他者との関わりをもつ言葉と、ピック病を代表とする他者を無視し自己中心の言葉の区別は比較的容易かもしれません。

Ⅳ　若年認知症者に生じる問題

家庭の問題は大きく分けると、家族介護者の問題と疾患への誤解や偏見の2つになります。例えば、介護者が介護疲れのために燃え尽き状態（うつ状態）になったり、病気を受け入れられずにアルコール依存症となったり、家庭不和が生じたりします。さらに、子どもへの影響も大きく、不登校や非行などの適応障害を起こしたり、〝遺伝ではないか〟と悩んだりします。また、疾患への誤解や偏見では、患者を病人と考えられず怠け者とみて対応したり、他者の目を気にして家に閉じこめたり、できないことを無理を強要したりすることがあります。社会一般では、病気に関する知識がなく無関心であったり、間違った認識の基に偏見を持つことがあります。

1 家庭内の問題

1 夫が病気になった場合

夫が病気になった場合、社会的な立場、家庭内の立場や役割が、その後の対応に強く影響します。子どもたちに知らせず夫婦二人で頑張っても、多くの場合、失業や経済的危機が明らかになるため秘密にはできません。家族全員での対応になるため、子どもたちには大きな影響が出ます。経済的な問題により進学をあきらめて就職したり、介護の負担により受験に失敗してひきこもったり、父親と喧嘩をして家出をするケースなどがあります。しかし、介護福祉士となって援助側にまわる息子さんや、会社勤めを辞めて父親の看病をする娘さんもいました。著者の経験では、最終的には父親の姿と自らの状況を受け入れることが多いようです。

Fさんの場合……妻の反応経過

Fさんは、7年前（50歳）からもの忘れを自覚し、いろいろな本を読んで、自分が認知症ではないかと疑っていたようです。しかし、妻にはそのような話はせず、メモをこまめに取り、強迫的にスケジュールを管理することで生活の破綻はありませんでした。しかし、5年前（52歳）から時々電話の用件を取り違えたり、取引先との約束を忘れたり、書類の置き忘れが目立つようになりました。会社では「うつ状態」と思われていました。家庭でもボーッとしていたり、以前のように山歩きや読書をしなくなったため、変だと思われていました。妻は〝仕事に疲れている〟と思っていたようです。

破綻は54歳の夏、会社の仕事で起きました。出張先の子会社に現れず、行方がわからなくなりました。会社から家族にも連絡が入って捜していたところ、翌日の夕方に帰宅しました。本人の話では、出張先を間違えて別の関連会社に行ってしまい、連絡しようしたが手帳を置き忘れたため電話できなかったと言います。翌日、会社の上司から病院の受診を勧められ、本人は素直に従いました。検査の結果、「アルツハイマー病の疑い」と診断されました。長谷川式認知症スケール（HDS-R）でも30点満点中19点しかとれず、日付けや短期記憶の障害が認められたそうです。妻は「うつ」と思っていたため驚きましたが、Fさんは淡々とその事実を受け入れました。

診断書を提出した結果、会社では書類の整理などの軽作業に配置転換されました。1年半ほど経ち56歳になった年の春、会社から病気休暇を勧められました。「仕事の内容にミスが多く役に立たない。頻回にトイレに行きなかなか帰ってこない。取らないように言っても電話を取ってしまい、相手の用件を他の職員に正確に伝えられない」ことなどが、目立ってきたということでした。

自宅待機当初は、再帰を目指して読書や散歩をしていましたが、徐々に規則的な生活が送れ

表8●若年認知症に生じる家族の問題及び疾患の偏見

家族の問題	配偶者	介護疲れで燃え尽き、うつ状態となる。 病気を受け入れられず、精神不安定や落ち込みがみられる。
	子ども	病気を受け入れられず、不登校や非行などの不適応症状を起こす。 病気の原因(遺伝でないかなど)について悩む。
疾患の偏見	家庭内	病気と思わず、放置、無理強いや暴力などで虐待する。 周囲に知られないよう、閉じこめる。他人や公的介護を拒否する。
	社会一般	病気の知識がなく、偏見を持ったり、無関心である。

表9●告知及びその前後の家族・本人の反応

		家族の反応	患者本人の反応
告知前	1●疑惑	患者の示す日常生活上の行動を 異常と気づく。	病感(自分を病気と感じること)や 自覚がある場合に生じる。
	2●困惑	行動異常について、 原因や対応方法がわからない。	記憶の欠損に対して、生活上のことが 取り繕えず、対応困難なことが生じる。
告知	病名告知	精神的な準備がない場合、 混乱・困惑を引き起こす。	本人の性格特徴、疾患についての知識、 告知時の認知症の程度(理解度や判断力) によって、この反応の内容は異なる。
告知後	1●否認	診断内容や状態を受け入れられず否定する、また認めない。	
	2●怒り	身近に起こったという不幸な状況に対して、恨みや怒りの感情を表す。 この感情は病気になった患者自身に向かうこともある。	
	3●取引	他の疾患や状況と交代することを望んだり、祈る。	
	4●抑うつ	疾患のことを理解したり、他の疾患に変更できないことを認めて後、 不安感、悲哀感、孤独感、閉じこもり、嫌人感、意欲低下、食欲低下、睡眠障害などの 抑うつ反応や状態を示す。	
	5●受容	疾患の理解が出て、日常の対処方法を獲得する。 また、関係する冊子や他者との交流などを通じて、さらに知識を深めることが始まる。 また、他者の支援を受け入れるゆとりが出る。	

なくなりました。妻は経済的に不安を感じてアルバイトを始め、日中は家にいなくなりました。ある日、散歩に行った夫が帰らず、深夜に警察に保護されたため、妻はアルバイトを辞めました。会社からは早期退職を勧められました。妻はうつ状態となり、自らの不幸を嘆きつつ、夫の介護にのめり込みました。この時点では、まだ子どもたちには病気の説明をしていません。

Fさんは56歳の年の暮れに退職しました。医師より「脳に刺激を与えると病気は進行しにくい」と聞き、夫婦でいろいろなところをドライブしました。「今後のことは考えられず、惰性で過ごしていた」と、妻はのちに述べています。大きな問題もなく1年以上経ったある日、主治医から介護保険制度の話が出たため、病院の医療相談を受け、対応した医療ソーシャルワーカー（MSW）に初めて自分の心情を述べています。「ドライブに行っても、夫がぼんやりとして何の反応もないときは、このまま心中しようと思った。しかし、子どもたちに迷惑を掛けると思い、決心できなかった」「24時間夫と一緒にいることで緊張が続き、眠れなかった」等々。MSWからは、子どもたちに夫の病気のことを話し、今後の相談をすること、介護保険を申請して公の支援を受けること、申請の仕方などの説明を受けました。

二人の子どもたちは成人して独立していたこともあり、介護の必要性を理解してくれました。子どもたちは父親はうつ病が改善せずに退職したと思っており、母親と一緒によく外出していたため、状態が改善していると安心していたようです。申請した結果、要介護1で、ケアマネジャーも決まりました。しかし、デイサービスを勧められたとき、妻は抵抗しました。自分だけでは介護は困難でしたが、自分の無能さが明らかになったように思えたからだそうです。

デイサービスを始めた直後は、妻は夫が帰るまで落ち着きませんでした。しかし、1か月ほど経ち、自分の時間が持てるようになると、今までの介護のことを思い出せるようになりました。夫が何も言わず自分のドライブに付き合ってくれたこと、目立った行動障害もなく、他の家族より恵まれていたことなどに感謝できるようになりました。

59歳になったある日、妻が買い物に行っている際に家を出て、夜遅く警察に保護されました。61歳のときには、突然、夜間大声を出し、近づいた妻を突き飛ばし、家を出ようと玄関の戸の鍵を壊しそうになり、最後は窓を開けて外に飛び出す出来事がありました。妻は子どもたちを電話で呼び、夜通し一緒に捜し回り、数km先の道路を裸足で歩いているFさんを息子が見つけて連れて帰りました。息子には、「会社に行こうとしたが、道がわからなくなった」と言ったそうです。この後、主治医の勧めで入院となりました。妻は毎日のように夫の様子を見に行きました。

2か月後、状態も落ち着き退院しましたが、薬のため反応が鈍くなりました。無断で出かけることはなくなりましたが、日中から横になっていることが多くなったため、デイサービスを3回に増やしました。

Fさんは現在62歳。発症して8年が過ぎ、要介護2となりました。一部介助が必要ですが、問題となる行動はみられませんし、排尿・排便もトイレで可能です。以前の性格が出ているのか、愛想良く、怒ることはありません。ただ、言葉が出にくく、同じ内容の繰り返しが多いので、コミュニケーションは取りづらいようです。以前より動作は緩慢ですが、麻痺はないため、食事は自力で行えています。また、経済的には年金と子どもたちの援助で安定しています。妻は「今の状態がどのくらい続くか不安だけれど、少し夫の病気を受け入れられるようになった」と言います。

Gさんの場合……子どもたちの反応経過

Gさんは、妻、長男、長女の四人家族です。発症は6年前（45歳）頃と思われ、病院を受診したのは4年前です。しかし、最初の診断では正常、次の診断はアルツハイマー病の疑い、ただし経過観察でした。1年前、前頭側頭型認知症（ピック病）と確定診断されました。

2年前、息子は高校2年生で中退しました。Gさんが会社を休職後、退職となり、経済的に困窮したからです。しかし、それ以前から息子は学校を休みがちで、夜遅くまで家に帰りませんでした。Gさんは教育熱心で息子もGさんを尊敬していましたが、病気休暇中に見てもらった数学の内容が間違っていたため、口論になり、互いに口をきかなくなりました。ただ、非行に走ることはなく、現在は住み込みのアルバイトをして家庭より独立、一人暮らしをしています。

娘は中学2年生でしたが、兄と同時期に学校に行かずひきこもり状態になっています。Gさんとは口をきかず、三食とも部屋で食べ、外には出てきません。不登校になり始めたときに、Gさんが無理に部屋から引きずり出したことが原因でした。娘は鍵をかけ、母親が部屋に入ることさえ拒否するようになりました。妻はGさんが休職になったことを契機にアルバイトを始めたため、家にはGさんと娘だけが残り、Gさんが頻回に娘に暴力をふるってしまったのです。

Gさんは極端な偏食によって栄養失調になり、大学病院を緊急受診したことで診断されました。ほぼ1年間、毎日だんごと砂糖入りのコーヒーだけを摂り、10km以上の散歩をしていました。妻が説得すると「わかった」と言うのですが、また次の日も繰り返すため、途中からはあきらめたと言います。無理に止めると妻を殴ることもありました。さらに、言ったことをオウム返しにしたり（妻は馬鹿にされていると思っていました）、子どもが駄々をこねるように朝から同じ言葉を繰り返したため、妻も対応に疲れ、憔悴しきったようです。

娘への暴力や長距離の散歩（周徊）などの行動障害は2年前に出現していました。しかし、医師の対応は、Gさんに優しく接するようにという指示のみでした。記憶検査でもあまり変化がなかったため、認知症の悪化ではなく、家族の対応が問題だと思われたようです。診断が確定して、別の薬物療法が開始され、家族も今までと異なった対応を指示されたとき、ようやくGさんは静かな、優しい人に戻りました。言葉が少なくなり、意思の伝達がやや困難になってきましたが、精神状態は落ち着きました。しかし、まだ娘は部屋から出てきませんし、彼女の受けたトラウマはすぐには消えないでしょう。しかし、家庭内の変化を感じてか、母親からGさんの病気のことを聞いてからは、母親を部屋に入れて会話をするようになったそうです。心療内科にも通院し始めました。

2●●●妻が病気になった場合

本人の社会的役割や、家庭内の母親・妻としての役割によって、夫や子どもへの影響が異なります。また、役割の喪失や疾病に対する周囲の偏見などのため、夫が妻を囲い込むことが多くみられます。夫は妻の治療費や生活費を捻出しようと仕事を続けるため、日中は妻が放置される、ネグレクトと呼ばれる虐待に近い状態にあることもあります。経済的依存度が少ない場合、妻は弱者として扱われ、援助の代わりに暴力によって従順さを欲求されることもあります。夫は、子どもたちや親戚、近隣などに妻の病気を伝えることが少なく、夫婦二人で解決する傾向があります。

Hさんの場合……夫の反応経過

Hさんは夫と二人暮らしです。55歳のときアルツハイマー病と診断されました。その2年ほど前から、食事の味が濃かったり薄かったり日々変化し、毎日同じ食事を作ることに夫は気づいていました。「忙しくて買い物に行けなかった」と言い訳をしていましたが、食べ物は冷蔵庫いっぱいに入っていました。

受診のきっかけは、「財布が見あたらず買い物に行けないので食事が作れない。そのため会社帰りに買い物を頼みたい」という電話が、毎日頻回、夫の職場にかけられたことです。夫が医師に相談したところ、精神科を紹介されました。問診の後、心理検査とＭＲＩを行い、２度目の診察時に初期のアルツハイマー病と告げられました。夫は認知症の本を読んでいたので、〝やはり〟と思ったそうです。後日、夫は「妻より自分がショックを受け、事実を受け入れたくなかった」と述べています。Ｈさんの状態はゆっくりでしたが、悪化していきました。食事・洗濯・掃除など日常的なことのほかは、何もしなくても問題はありませんでした。しかし、ガスや水道を止め忘れたり、ゴミを出す日を忘れて家の中に物が放置され、異臭がするようになりました。その都度、Ｈさんは叱られていましたが、途中からは夫が始末するようになりました。お風呂に入っても身体を洗わずに出てくるため、夫が一緒に入っていました。

当時、Ｈさんの状態で問題になることは、水道の止め忘れだけでした。それ以外は「何もせずニコニコしているだけで、刺激がなければぼんやりと座っているだけだった」と夫は話しています。

再受診のきっかけは、息子夫婦と孫の帰郷でした。息子は母親を一目見て異変を感じたようです。夫は「病院でアルツハイマー病の診断を受けたが、その後はそのまま放置している」ことを話さざるを得ませんでした。

受診時、Ｈさんは常に後ろに座っている夫を振り返っていました。質問に答えようとしても、「はい」「いいえ」のほかは短い言葉が出るだけで、上手くコミュニケーションがとれません。物品の名前を言ってもらおうとしても、言葉が出ません。しかし、終始ニコニコと笑顔を絶やしません。夫は自分が面倒を見ると言い、息子も父親の意見には逆らえないようでした。

Hさんはこの後1年間ほど、ネグレクトの状態に置かれています。夏の暑い時期、夫はクーラーをかけて会社に行くのですが、Hさんは消してしまいます。その後暑くても、Hさんはクーラーをつけることができません。昼食もテーブルの上に出されたままでしたから、よく食中毒にならなかったものです。時々、汚した下着をタンスに隠すことがありましたが、病気が進行してからは夫が帰るまでそのままのことが多かったようです。夫は怒ったり自分で始末させていましたが、できないことがわかると食事を抜いたようです。Hさんは逆らうことはなく、夫もその従順さから極端な暴力はふるわなかったようです。夫の会社帰りが遅いときも、何も食べずニコニコしながら待ち続けていたようです。Hさんが介護保険の申請をするきっかけは、夫の退職でした。Hさんの様子を毎日24時間見ることによって、夫は初めて大変なことに気づいたようです。

Hさんはデイサービスに通い始めましたが、特に目立った変化はありません。ニコニコしているためか、施設でも皆に好かれています。デイサービスの日、夫は自分の趣味を楽しみ、デイサービスのない日には、散歩や車での日帰り旅行に連れ出すなど、夫なりの介護をしています。

2 経済的な問題

働き盛りの男性が認知症を発症した場合、大きな問題となります。失業や病気休暇による収入の減少は避けられませんし、治療への支出も少なくありません。家族全体の生活の困窮につながりますが、自己破産など、散財やカードローンに進むことは少ないようです。むしろ、知人に大金を貸して、返済してもらえずに大損をすることがあります。自らのために借金をするというより、判断力の低下により、財産を他人に騙し取られる場合が多いようです。妻が仕事をして経済面も支えながら介護をしている場合、精神的なゆとりを失い、夫の行動に振り回されて、燃え尽きてしまうことがあります。そうならないためにも、認知症になる前から、相談できる場所を作っておき、支援を受けられる場所を調べておくなど、必要な知識と情報を得る必要があります。

介護保険の適応がある場合は早期に申請すべきですが、合わせて、公的給付制度（障害年金、障害者手帳や公費負担制度等）も活用すべきです。なお、障害年金は社会保険事務所に申請しますが、医師の診断書の添付が必要なため、事前にかかりつけ医に相談しておくことが肝心です。なお、診断書は指定医が書くものですが、都道府県ごとの許可制になっています。一般に精神障害者用の年金診断書は精神科医のみ許可されていますので、かかりつけ医が精神科医以外の場合は精神科医の診察が必要になります。また、身体障害者用の年金診断書については、精神科医が指定医のことは少なく、内科医、脳外科医、神経内科医などに指定医が多いようです。また、整形外科医は、骨疾患に関係する身体障害者用の年金診断書は書けますが、認知症は困難なようです。

1●●●自立支援医療制度

精神保健福祉法にある通院医療費公費負担制度は通院医療費の95%の公的補助がありましたが、障害者自立支援法の施行に伴い、平成18年4月より「自立支援医療制度」となり、公的補助は90%に減額されました。認知症は例外なく適応疾患に含まれているので、外来通院とデイケアの医療費の支払いに利用すべきです。

2●●●障害年金

20歳以上であれば障害年金の申請が可能です。精神症状のみで身体症状がない場合には、精神障害者用の年金を申請しますが、身体症状があれば身体障害者用の年金の申請も併せてすべきです。ただし、等級が3級の場合には、国民年金だけの加入で厚生年金をかけていないと年金はおりません。1級と2級だけが条件なく年金がおります。また1級でも、身体症状が出現して重症になった場合は、死亡と同等の扱いとなってローンの返済が中止されたり、生命保険が支払われるケースもあります。そのため、退職金を用いたローンの一括返済はせず、大変でも月々で払い続けたほうがよいと思われます。

3 成年後見制度

認知症が進んだ場合の対処方法の1つです。判断能力が低下した当事者の代わりに、契約などの代理をする人を専任したり、誤った判断の下で契約したことを取り消すなど、当事者を保護する制度です。本人の能力の障害の程度が、軽度の場合は補助、中等度から重度の場合は、保佐（従来の準禁治産相当）や後見（従来の禁治産相当）となります。保佐と後見は正式な精神鑑定が必要なため鑑定費用と時間がかかりますが、当事者本人の同意はいりません。

任意後見制度は、事前に裁判所に申請して、任意後見人となる人と契約を結んでおき、認知症が発症したら裁判所が契約の効力を認めるものです。財産管理などが懸念される場合は、遺言書とは別に、利用すべき制度と思われます。

4 地域福祉権利擁護事業

地域福祉権利擁護事業は、高齢者や障害者など日常生活を営むのに支障のある人に、福祉サービスの利用手続きや日常生活に必要な金銭の管理などを行うことにより、身近にお世話をしてくれる親族などがいない方でも、地域で生活できるように援助する事業です。詳しくは最寄りの社会福祉協議会に問い合わせてみてください。

表10●成年後見制度と地域福祉権利擁護事業の比較

	成年後見制度	地域福祉権利擁護事業
対象	判断能力がないか不十分の人	判断能力が不十分の人。 しかし、契約を理解するだけの能力はある。
援助者	成年後見人など	生活支援員
費用	本人の財産に応じて	1時間1000円程度
手続き	家庭裁判所に申し立て	社会福祉協議会に申請し契約
援助内容	福祉サービスの利用援助 諸手続き 日常的金銭管理 財産の管理 その他［契約、相続、訴訟等の法律行為］	福祉サービスの利用援助 手続きの援助や代行 日常的金銭管理 財産に関する書類等の預かり 苦情解決制度利用の援助

3 制度的な問題

介護保険制度は高齢者への身体介護を基礎としているために、高齢者でさえ歩ける認知症者は手がかかるとして介護サービスを拒否されがちです。まして若年認知症者で動きが激しい場合は、マンツーマン以上の対応が必要となるため、入所・通所施設では対応が難しく、受け入れを拒否されることが多いようです。

また、疾患によって、介護保険が適応される場合とそうでない場合があります。40歳から64歳の場合、「老化に伴って発症した」認知症については、在宅、施設ともに介護保険が適用され、65歳以上と同様に処遇されます。しかし、内分泌疾患、中毒性疾患、栄養障害及び頭部外傷が原因の場合、「老化に伴って発症した」ものでないと判断され、介護保険は適応されません。また18歳から39歳の場合も同様です。そのため、これらの方は医療保険を利用した医療機関のみの対応となります。

しかし、在宅医療は疾患と障害の程度に応じて、更生医療、進行性筋萎縮症者療養等の給付、特定疾患医療給付制度（45疾患）などの公費負担制度が設けられています。また、重度の精神・身体障害の場合は特別障害者手当の支給が受けられます。さらに、身体障害者手帳や療育手帳を取得していれば、身体障害者施設や知的障害者施設を利用できますし、介護手当の支給を受けられる可能性もあります。

また、都道府県等の単独事業によっては、公費負担の対象になるものがありますので、各市町村の福祉課などに問い合わせて確認してください。

なお、介護保険制度の改正に伴い、平成18年4月から、デイケアとデイサービスに限って、若年認知症者に対して1日60単位の加算が認められることになりました。加算の要件は、「若年期の概ね年齢が40歳から64歳の範囲」の認知症者に対して、「特性やニーズに応じたサービスの提供」ということです。しかし、具体的なサービス内容は示されていないため、各施設の解釈によりサービスが提供されることになります。

若年認知症者のケアを実施する場合、1日60単位の加算は非常に安価ですが、今回の介護保険に組み込まれた意義は大きいと思います。今後、より高い加算単位になることや、まずは期間限定でも施設入所者にも適応されることを要望していきたいと思います。

表11●若年認知症の方が利用できる制度・施設

1
精神障害者ないし身体障害者年金制度→申請書類を書くことができる指定医を確認してください

病気(知的、精神障害を含む)やケガにより初診日から1年6か月経過した日、
またはその期間内に症状が固定した日において、
障害の状態が法律で定める基準に該当する場合が、適応します。

20歳前に上記の条件を満たし、障害者になったときは、20歳から請求できます。

障害年金について

Ⅰ●●●障害基礎年金

年金額は定額となっています。
2級の障害については、794,500円[月額66,208円]、
1級の障害については2級の障害の年金額の1.25倍の額の993,100円[月額82,758円]です。

Ⅱ●●●障害厚生年金の年金額は次のように計算します

1級障害の場合

平均標準報酬月額×7.125/1000×被保険者期間の月数×1.000×1.25+加給年金額

2級障害の場合

平均標準報酬月額×7.125/1000×被保険者期間の月数×1.000+加給年金額

3級障害の場合

平均標準報酬月額×7.125/1000×被保険者期間の月数×1.000=A

ただし、Aの額が603,200円未満のときは603,200円とします。

注1●1級、及び2級の障害厚生年金には、
それぞれ1級、及び2級の障害基礎年金も同時に支給されますが、3級の場合は障害厚生年金のみです。
したがって厚生年金保険においては、1・2級と3級では年金額に大きな開きがあります。
注2●被保険者期間の月数が300月(25年)に満たないときはいずれの級の場合も300月として計算します。

2
認知症は、原因や種類によらず、また身体症状の有無に関わらず、精神障害者手帳[精神障害者保健福祉手帳]の申請・取得は可能です

4 介護手当

介護手当について

実施主旨

居宅でおおむね6か月以上寝たきりの状態にあり、
日常生活において常時介護を要する重度心身障害者[児]の介護者に対して、
手当を支給することにより、本人及び介護者の負担の軽減を図ることを目的とした制度です。
この給付に対し県が助成を行っています。
実施主体は市、町です。

支給対象障害者

身体障害者手帳1～2級所持者又は重度知的障害者で、居宅で6か月以上常時臥床の状態にあり、
日常生活において常時介護を必要とする状態にあるもの
又はこれと同様の状態にあると認められるもの。

手当を受けられる者

支給対象障害者を、現に主として介護している者、
また本人、その配偶者又はその扶養義務者[民法第877条第1項に定める者]の前年の所得が
一定額以上であるときは支給されません。

手当の額

月額●障害者1人につき10,000円

手続き窓口

市福祉事務所、町役場で手続きをしてください。

5 介護保険の適応がない場合、以下の医療制度などが利用可能です

外来医療●精神科デイケア、重度認知症者デイケア、訪問看護など

社会復帰施設●ショートステイ、グループホーム、小規模作業所、授産施設など

病院●精神科一般病棟、痴呆疾患治療病棟、認知症疾患療養病棟など

就業●職業準備訓練、職域開発援助事業、精神障害者社会適応訓練事業(職親制度)など

3
特別障害者手当制度

特別障害者手当について

障害が重複するなど精神または身体に著しく重度の障害をもつ在宅の20歳以上の方で、日常生活に特別の介護を必要とする方に支給されます［所得制限などの制約があります］。

手当額●月額26,520円

必要なもの

●認定申請書・所得状況届

●認定診断書

○身体障害者手帳または療育手帳［交付されている方のみ］

○請求者本人の年金証書［写］及び年金受領額のわかるもの

○住民票［写］または［外国人］登録原票記載事項証明書［世帯全員・続柄が記載されたもの］

○印鑑

○本人名義で郵便局以外の預金口座［認定されてから必要になります。］

ただし、次にあてはまる場合は、手当の支給が受けられません。

1
手当を受ける人、または同居している配偶者、および扶養義務者の前年の所得が一定額以上ある場合

2
障害者が、老人ホーム等の通所施設等を除く施設に入所している場合

3
障害者が、病院または診療所に3か月以上入院した場合

注●20歳以上が対象ですが、20歳未満の場合も「特別障害児手当制度」として、同様のものがあります。

第3部

支援体制の実際

I 支援体制のあり方

1●家庭内での支援体制

介護の原則は、患者さんを一人の介護者だけで見ないことです。家族同士が役割や介護時間を分担し、介護者相互の燃え尽きをなくすことが必要です。これは、公的支援制度を利用する場合も同様です。家の恥とか家の中を見られたくないなど、外見を気にして、介護保険や障害者年金の申請をしないことがあります。1●誰でもなる可能性のある「普通の病気」ととらえ、2●早期に発見・治療することで悪化を防止し、3●適正な介護方法を学び、家庭内で実践するとともに、4●公的支援も受け入れて、5●皆で支え合う、共同で対処する、という意識を持つことが必要です。

なお、男性の介護者の場合、ほかの介護者に頼らずに自らが抱え込む傾向がありますが、暴力や放置など、虐待に発展することがあるので、注意すべきです。また、家庭内介護では、患者本人に対する支援とともに、介護者への支援が必要です。家族会や介護者支援センター等へ相談することが求められます。

なお、燃え尽き状態は、妻が介護者である場合のほうが多いようです。これは、女性のほうが対象者への介護に専念することが多いからだと考えられます。また、子どもは母親が病気になった場合に、より遺伝の不安を強く感じるようです。そのため、子どもたちへの心理的なサポートも必要となります。

2 地域での支援体制

家庭内の支援とともに、市町村ぐるみの地域支援をどうするかは認知症支援の中心的な課題です。これからは地域内対応が重視され、家族や施設職員の介護だけではなく、地域住民全体による見守りと役割分担が大切と考えられます。認知症者も含む「住み場所づくり」ですが、社会や家庭から切り離された施設隔離ではなく、認知症になっても地域の中に暮らせるまちづくりです。人は皆社会的動物であり、隔離・隠蔽されるべき存在ではなく、ともに社会を構成する存在だと考える必要があります。認知症を「疾病と捉え、治療するために入院する存在」というより、「障害と捉え、ハンディを持ちながら社会生活する存在」という考えが望ましいのではないかと思います。また、単に介護・保護される存在ではなく、社会の構成員として何らかの役割を持ちつつ、社会に貢献する存在と考えるべきです。

3 初期症状を見逃さないために

家族や周囲が気づく以前に、本人にはもの忘れの自覚があります。ただし、病気に対する知識を有していないと初期症状に気づくことが遅れるため、40〜50代の方々に健康教育の一環として、認知症の知識の普及を図る必要が求められます。

家族用チェックリストは、中等度以上の場合は有効だと思われますが、初期の場合、医者も含めて周囲が気づくことは少ないため、患者本人の病識に頼る必要があります。その点、自記式のチェック表は早期発見のために有効となります。

具体的には、年齢によっても異なりますが、チェック表の5項目以上が該当する場合、認知症を疑い、心理検査（長谷川式認知症スケール（HDS-R）、MMSE等）を実施します。

また、**表**12の❶❹⓮❿⓳⓴が1項目でも当てはまる場合には、脳の状態を確認するために、医師に相談して画像検査（CT／MRI）の実施が望まれます。

表12●脳の健康度チェックリスト

	❶毎日に1回以上、置き忘れがある
	❷毎日に1回以上、度忘れがある
	❸今日が「何月何日」なのか、わからない
	❹朝食の内容を思い出せないことがある
	❺漢字が書けないことがよくある
	❻計算の間違いが多い。または、勘定をよく間違える
	❼物の名前が出てこない
	❽知り合いの人の名前が思い出せない
	❾以前と比べて新聞やテレビを見なくなった
	❿よく知っている道で迷ったことがある
	⓫毎日に1回以上、しまい忘れがある
	⓬元気で動けない、または、仕事をやる気がしない
	⓭この1か月間、一度も電話をかけていない
	⓮野菜の名前を10個以上言えない
	⓯いつも、孤独感や寂しい気分がする
	⓰会合や社会奉仕活動に全く参加していない
	⓱この1年間、旅行を全くしていない
	⓲話している言葉がよく聞こえない
	⓳火の不始末がある
	⓴現在の総理大臣の名前を知らない

注意＊❾⓬⓭⓯⓱はうつ状態に関連する項目、それ以外は記憶・見当識などに関する項目です。

[群馬県もの忘れ検診プロジェクト事業検討委員会作成のリストを一部改変]

4 当事者や家族が病気を受容するために

当事者と家族の両者が病気を受容するために、まず医師が行うべきことは、できるだけ早い段階で「病名を告知すること」と、その行為を通して「現実を直視すべきこと」を当事者と家族に告げることだと思います。「認知症は病気であり、病気は治療するもの」と認識してもらうことが、認知症と患者への理解の第一歩であると思います。家族が認知症に偏見を持ち続け、社会に知られることを恐れて、患者を家に囲い込むことは、虐待と同じです。

認知症に対する病名告知の現状は、がんの宣告と同様、心理検査や画像検査の結果を伝え、数少ない治療薬の説明をして、予後を伝える傾向があります。しかし、当事者への告知はそれだけで良いのでしょうか。科学的な検査データを挙げて、疾患の顛末を伝えるだけで良いのでしょうか。多くの認知症者との出会いを振り返ると、著者は家族や患者さんに対して、病気の説明を行い、治療法が少ないことを詫びつつ、その後の家族内、近隣、会社のトラブルの相談を受けてきました。認知症の告知は単なる説明だけではなく、病気に立ち向かう際の協力者、「同志」だという意識を伝えることが大切です。他人事として伝えるのではなく、「一緒に戦いましょう」というシグナルを送る行為だと思います。ただし、控えめかつ謙虚にすべきであり、医師自らが内に向かってそっと宣言すべきものかもしれません。患者との共存意識であり、あきらめない意志を示すことです。

同時に、家族介護者の身体・精神両面での健康の保持や、家族全員が患者情報と病状認識を共有すること、家族全員が役割分担しながら相互に支え合うよう指導すべきです。介護者が腰痛・膝痛などの身体症状やイライラ感・不眠などの精神症状があると、介護に無理が生じて、結果的に在宅介護が破綻してしまいます。それらの症状の予防に努め、心理的ストレスの解消方法の情報を提供する必要があります。さらに、公的介護制度の活用を説明し、燃え尽きの予防に役立てるべきです。家庭内の介護力には限界があります。家族だけの力ではなく、医療や福祉の支援を上手に利用することが、若年認知症者の在宅介護を行ううえで最も重要です。

最近では、アルツハイマー型認知症や血管性認知症なども進行の緩徐化がみられ、罹病期間が10年を超えるケースが増えてきました。認知症を疾患と捉えて治療すべき時代は過ぎて、ＩＣＦ（国際生活機能分類）に述べられている障害者という視点に立って対応すべき時代に入ったようです。認知症者もほかの障害者同様、治療によって自らの社会生活を犠牲にすべきではなく、受け身的な生活環境に制限されることなく、自らが希望し、かつ満足度を高めるような日常・社会生活への個別支援サービスを希求すべきです。そういう対応が求められる時代になってきたのでしょうし、病名告知の後、その流れの詳細を伝えたり、意識づけをすべきだと思われます。

Ⅱ 支援体制の実際

実践 1

本人・家族の声を届けて、支援体制の確立を目指す

若年認知症家族会

彩星の会

同じ境遇の仲間たちが集う場として

若年認知症の診断を告げられたとき、頭の中が空白になる家族が多いのではないでしょうか。〝夫は（妻は）この先どうなっていくのだろう〟〝どのような病気なのか〟と。病院に連れ

て行くまでにも、本人が拒み続けるなど困難を極め、ようやく連れてくれば想像もしていなかった病気を告げられ、〝本人に何と伝えたらいいのだろう〟と悩み、月日だけが過ぎていきます。その間、家族は悶々とした日々を過ごさなくてはなりません。その一方では、診断が告げられず病院を転々と訪ね歩く家族も大勢います。ピック病の診断がつくまでに2年以上かかった例もあります。

若年認知症家族会・彩星の会は、平成13年9月、厚生省若年痴呆研究班班長を務めた群馬県こころの健康センター所長の宮永和夫医師を中心に発足しました。同年4月に奈良県で発足した朱雀の会に次いで2番目、関東で初めて設立された若年認知症家族会です。隔月で開催される定例会のほかに、個別相談・電話相談、月1回のデイサービス、年1回、一般の方を対象とした講演会と専門職向けの研修など、若年認知症ケアの裾野を広げる活動を行っています。

定例会では、メンバー（会では患者を「メンバー」と呼びます）は専門職らサポーターの皆さんとともに散歩に行ったり、歌を歌ったり、別々に行動するため、家族は気遣いなく話すことができます。「誰にも言えず途方に暮れていた」「子どもにどう伝えていいのか」「学費や家のローンなどはどうすれば」等々……。介護者は配偶者であることが多く、それゆえ悩みも深刻です。初めての参加者には胸の中に抱えた様々な思いを涙ながらに思いを吐露する方もいらっしゃいます。聞く側も同じ立場なので、同様に涙ながらに聞く光景がよく見られます。同じ境遇・価値観の仲間と語らうことで、励まされ、癒され、病気に対する認識も深めていくのです。

平成15年からは、年1回、一泊旅行も行っています。旅行では、普段の活動よりも長い時間関わりをもつため、通常の活動では捉えられないメンバーの能力を量れますし、家族もほかの方の対応を参考にできます。何より、家族だけでは難しい旅行を楽しめることが大きいのです。入浴時やトイレなどの対応が困難なメンバーもいますが、サポーターがマンツーマンでメンバーの周辺症状を支えることで、メンバーも家族もその時間を心の底から満喫できるのです。また、社会参加の機会であり、若年認知症を知ってもらう機会でもあるので、旅行はリハビリと啓発の意味を併せ持つ大切な活動と考えています。

●●●家族主体の運営へ試行錯誤を重ね、家族・メンバーを支える

当初は、会の運営はサポーターが担っていましたが、平成16年4月には東京・六本木に、会の立ち上げ時から関わっていただいているNPO法人介護者サポートセンター・アラジン内に事務所を開設し、家族中心の運営を始めました。若年認知症について理解を深めてもらうには、本人や家族が積極的に社会に働きかける必要があると考えたためです。

現在、家族会では奇数月の第4日曜日に定例会を開催しています。ミニ講演会、家族交流会、終了後には二次会として飲み会を行います。飲み会ではメンバー・家族・サポーターが

全員一緒に楽しい時間を過ごして、明日からの活力をもらって、帰路につきます。

毎月第2木曜日にはミニデイサービス「スタープラス」を開催して、施設でのケアの参考になる事柄を試行錯誤しながら、一人ひとりの特徴を把握してデータの収集に努めています。

偶数月の第4土曜日には、サポーターによる個別相談を行っており、毎週金曜日の電話相談では、家族会の会員に相談に応えてもらっています。肉声で話し合うほうが、親しみ、温かみがあると感じるため、基本的に、メールや手紙での相談に対しても電話でお応えするよ

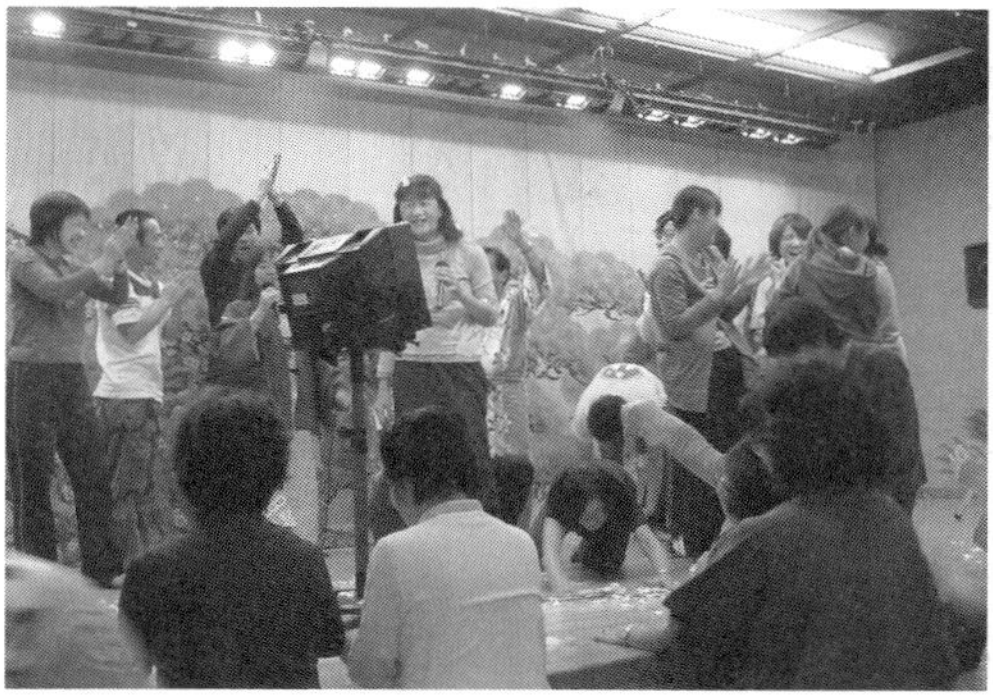

旅行での夜の宴会の1コマ。
メンバーも家族もサポーターも、満面の笑み

うにしています。

また平成17年からは、定例会に参加できない家族に対して、訪問傾聴ボランティア「ケアフレンド」として、アラジンの協力を得てメンバーのお宅を訪問し、家族のお話を伺いながら、交流を深める活動も開始しました。また、高次脳機能障害や中途障害の方たちとメンバーが交流できないかと考えて、サポーターの協力も得ながら試行錯誤しています。行動を起こして、起こる問題点を見つめ、対策を講じて、討論を重ねて結論を出していくようにしたいと思っています。

●●社会の中で生活できる環境づくりを

最近では報道機関にも取り上げられ、「若年認知症」も少しずつ認知されてきたと感じています。配偶者からの相談に加えて、子どもからのメールによる相談、〝もしかしたら〟と疑う本人からの相談もあり、水面下で苦しむ家族の多さを痛感します。

最初は、本人自身が〝おかしい〟と感じて、家族には内緒で病院や役所の窓口に行きます。その辺りの入り口がしっかり整備されると望ましいと思います。せっかく本人が足を運んでいるのにそこでわからないケースが多く、社会的なサポートが追いついていない現状を痛切に感じています。まだ一般的には〝若い人はならない〟という意識が強いのだと思います。

また若年認知症は数が少ないがゆえに、社会的なサポート体制も整っていないのだと思います。そのため本人も家族も、自分たちだけでつらい思いを抱えて苦しむのです。家族会として、もっと広く知ってもらえる活動を行っていきたいです。当事者が発信することは非常に大きな力になると思いますが、若年認知症ではそれは難しい部分でもあります。家族会に参加するまでにも大変な葛藤があったと考えられますから、さらに、自分たちが声を上げて社会に働きかけていくというと、一層の覚悟が必要になるのです。

そのためにも、各地で広がりつつある他の家族会とも情報交換を行い、ネットワークづく

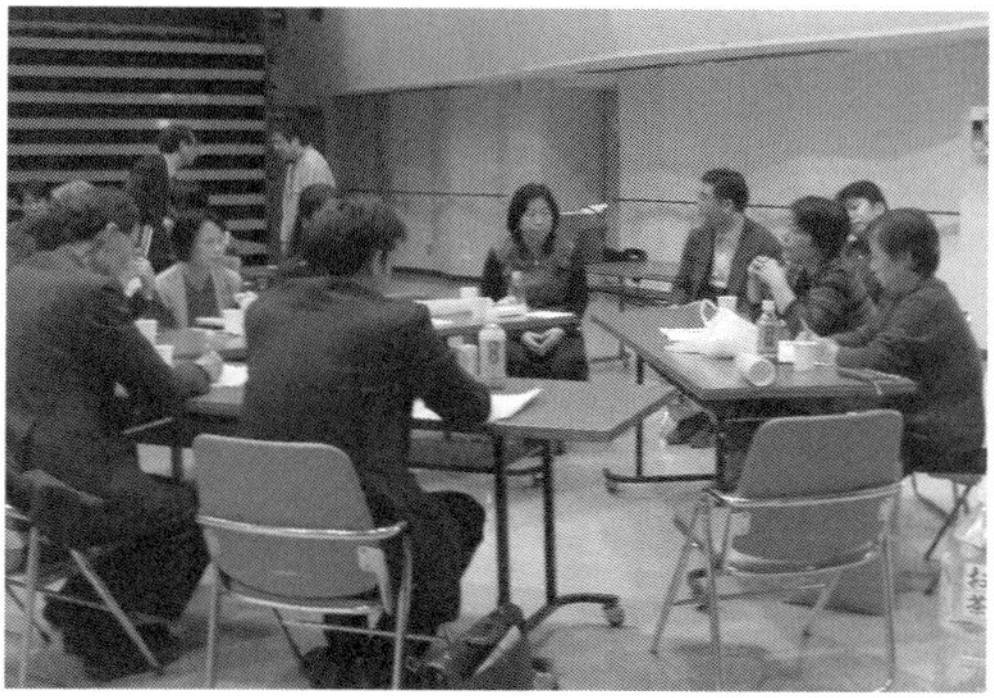

定例会では、お互いの話に真剣に耳を傾ける

りを進めたいと考えています。サポートセンターを立ち上げて、ブロック別に家族の集いの場を設けたいと思います。家族にとって負担になる部分はサポートセンターが担っていきます。現在、年1回研修会・講演会を開催していますが、それらもサポートセンターが企画を行うなど、家族にとって負担になったり、難しいと思われる部分はサポートセンターが担っていくようにして、家族会の活動は悩みを共有したり、情報交換といった、本来の活動にしていきたいと思います。

最近はますます会員が増えていることもあり、各地域で対応できる体制を作っていきたいのです。その際にどうしても必要となってくるのが、サポーターによる支援体制です。今後は、サポートセンターが中心となって若年認知症に関する研修会を行うなどして、支援していただくサポーターやボランティアを養成していくことも考えたいと思います。

メンバーのこれからの人生にどう関わるかを中心に考える中で、家族が今後の生活をどう考えているかについても目を向けていたいと思います。若年認知症は長い付き合いになるので、家族はメンバーのために犠牲を強いられていると感じてしまう部分があるので、家族の精神的なケアも家族会の役割として考えていきたいです。

今、若年認知症が置かれている環境は満足できるものではありません。国、地方、その他関係者の協力を得て、支援体制を確立していかなければ、将来大きな社会問題として禍根を残すことになると思われます。

若年認知症者は一人ひとり異なる環境で過ごし、性格も違います。専門的な知識はもちろん必要ですが、一元化されたマニュアルの介護ではなく、きめ細かい対応ができるように家族からの情報を基本にした対応が望ましいと思います。

ようやく目を向けられるようになってきたとはいえ、医療や介護、福祉の支援体制は圧倒的に立ち遅れています。社会への啓発活動と、困難な状況にいる家族に手を差し伸べて、今後も若年認知症ケアの礎となる働きかけを模索していきたいと思います。

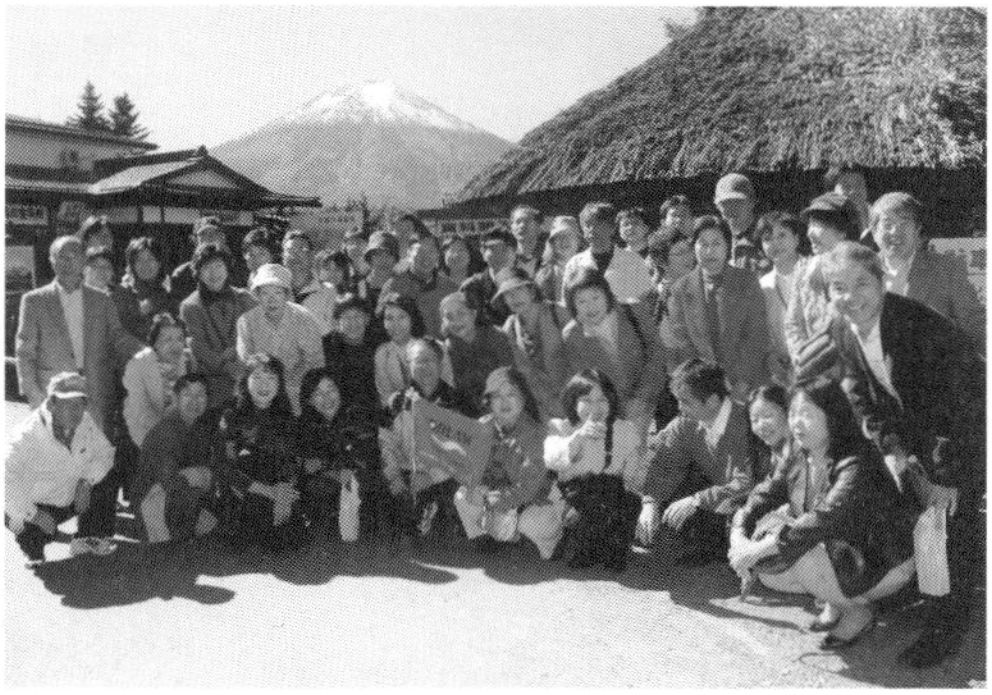
彩星の会・第3回秋の旅行。
鮮やかな富士山をバックに忍野八海で記念撮影

実践
2

若年認知症専門ミニデイサービスの意義とその効果

彩星の会ミニデイサービス
スタープラス

本人と家族が別々に活動する時間

彩星の会では、毎月1回、専門職が運営をサポートするミニデイサービス「スタープラス」を開催しています。参加者（メンバー）は3名から13名、年齢は50代から60代前半の方が多く、男性が9割を占めています。メンバーの原因疾患は、アルツハイマー型認知症、ピック病で、スタッフは作業療法士、介護福祉士、ホームヘルパーなどの専門職と、ボランティアで構成されています。並行して家族交流会が行われるため、メンバーと家族は別々に活動します。

毎回、顔合わせ（自己紹介）から始まり、午前中はお茶を飲んで話をする人、音楽を聞く人、パソコンをする人など自由に屋内で過ごします。また、花壇の手入れ、缶拾い、会報印刷・発送作業など仕事的活動・ボランティア的活動も行います。午後は、屋外へ散歩し、近隣公園でサッカー、バトミントン、ストレッチ体操など体を動かしたり、神社参り、図書館、スポーツクラブなど公共施設を利用したりします。外食やカラオケなど、1日がかりで行くこともあります。

●●デイサービスでのメンバーの様子 具体的なケースを踏まえて

1●Aさん……62歳男性、診断名アルツハイマー型認知症。脳梗塞の既往あり。54歳の頃、同じことを何度も聞き直す行動が増え、自ら受診して診断された。会社では上司の配慮で部署を異動したが、本人に不安があり妻と相談して57歳で退職した。60歳頃からは直前に行ったことも思い出せなくなった。元来、無口で人の輪に入ることを好まず、一人で自宅にいると出て行ってしまうことがあるため、妻は困った。

Aさんは、記憶障害を自覚しており、「ちょっと前のことはすぐに忘れますから、何をしてもいいです」「近所は迷わないけれど、ここら（六本木）に来るのは自信ないです」と話します。デイに行くときは「なぜそんなところへ自分が行くのか」など、拒否的で妻は困るようですが、デイの時間中は穏やかに過ごし、ボランティアの声かけで昼食の準備を行うなど、スタッフのように動きます。手先が器用で、カレンダー作り、書道などは生き生きした表情で行います。「子どもは3人だったかな」と自信なさそうに語る反面、学生時代の体操部のこと、海外出張で通信機器を配線する仕事をしていた話などを楽しそうに何度も語り、バトミントンや体操で汗を流すほど動いても、その直後には「何をしましたっけ」と忘れています。妻は、家族交流会が唯一開放される場所で、皆が同じ病気であることが周りに気を遣わなくて済むと話し、知り合った女性同士の仲間で電話やメールをするようになっています。

2●Bさん……62歳男性、診断名ピック病。定年後、再就職した頃から様子のおかしさに妻が気づき、会社からも「仕事が理解できない」と電話があり、退職することになった。毎日、同じ時間に同じ店でチラシ寿司と、コンビニエンスストアでアイスを買う日課となり、妻は店に事情を話して回った。買い物の内容や外出時間は一定期間持続するものの、何かのきっかけで変更され、深夜営業のカレー店に毎日食べに通い続ける時期もあった。

Bさんは、デイ初参加時には部屋から度々出て行き、妻を探す行動がみられました。他者との会話や交流はなく、館内にある自動販売機の前に何度も行き、電気の点滅する部分の説明を繰り返しました。昼頃になると「そばを食べに行く」と言い、周りに気を遣った妻と帰宅しました。2回目は、長期的に関わりがあり信頼関係が形成されているホームヘルパーと参加しました。Bさんは妻を探すことはあるものの前回より落ち着いているようでした。昼頃になると銀行を探し始め、周りがいくら止めても、話題や活動を変えても銀行を探すという意志は変わりませんでした。そこでBさんの探す銀行へ行ってお金をおろすと、「お昼代はいくら?」と言ってお金を渡しました。当日の昼食代を渡さなくてはならないという、律儀な気持ちから銀行を探していたのです。3回目は、昼食時にカレー屋へ行くとほかのメンバーにサラダやデザートを「食べて」と渡すなど、気遣いが見られました。集団から離れる行動もなくなり、唐突ではありますが、自ら周りに話しかける行動も増えました。途中でホームヘルパーが帰っても落ち着いて参加でき、バトミントンでは他のメンバーに打つ機会を譲ったり、「どうぞ」と待っているメンバー自ら交代するなど、周りへの気配りがみられました。

●●●「スタープラス」の意義と効果

若年認知症に生じる問題は、仕事、子育てなど社会的役割の喪失です。主な介護者である配偶者の家庭内における役割は増加し、疲労と不安が認知症の受容を妨げます。相談・専門施設など社会資源は少なく、介護保険サービスでは個別対応が生じることから受け入れ拒否が多い現状です。運良くサービス利用が可能となっても、高齢者と同じ対応がなされ、専門的な支援が行われる施設は少なく、患者が自尊心を保持できる環境でないことが症状を悪化させるのではないかと考えられます。社会が認知症を正しく理解し、若年認知症にふさわしい受け入れ体制ができ、社会適応できる専門的なサポートが必要です。

Aさんも B さんも体力的には良好であり、高齢者と同じサービスには満足しにくいのです。長距離を歩く散歩やスポーツなど、動きのある活動によって心理的満足感を得ることができ、適応できると考えます。Aさんは進行初期であり作業能力も保たれていますが、一般的な仕事やサークル活動は困難です。また、介護保険制度のサービスには適応しにくく、現存する社会資源は見当たらないため、自宅中心の生活をせざるを得ません。しかし、スタープラスでは、同年齢集団への所属と、仕事的活動によって人や社会に役に立っている意識をもつという、働き盛りの年代に合った活動を行っています。

Bさんの場合は、社会からは理解されがたい行動ですが、集団に所属することによって、パターン化した行動が減少し、良好な性格が表現されたと考えられます。集団活動を利用し、Bさんの行動を認めながらサポートした結果、安心できる場となり、自然と他者に気を配る主体的行動が出現したのではないかと考えます。

スタープラスは、当初は、家族が悩みを吐露する場でしたが、次第に仲間と気兼ねなく交流する場と変化しており、家族にとって心理的安定を得る機会として欠かせないものとなっています。またBさんのように、地域支援者（ホームヘルパー）と連携を行うことは、ネットワーク作りや社会への働きかけの役割も担っています。

認知症を患っても病気とうまくつき合いながら健康な生活をおくることが、若年認知症のリハビリテーションであると筆者は考えます。「スタープラス」は、症状緩和や環境改善に効果があると考えられ、健康な在宅生活を維持するための社会資源モデルと考えられます。つまり、（同世代）集団（場）の利用、発達課題に沿ったプログラムの提供、環境調整という専

図●デイサービスの意義

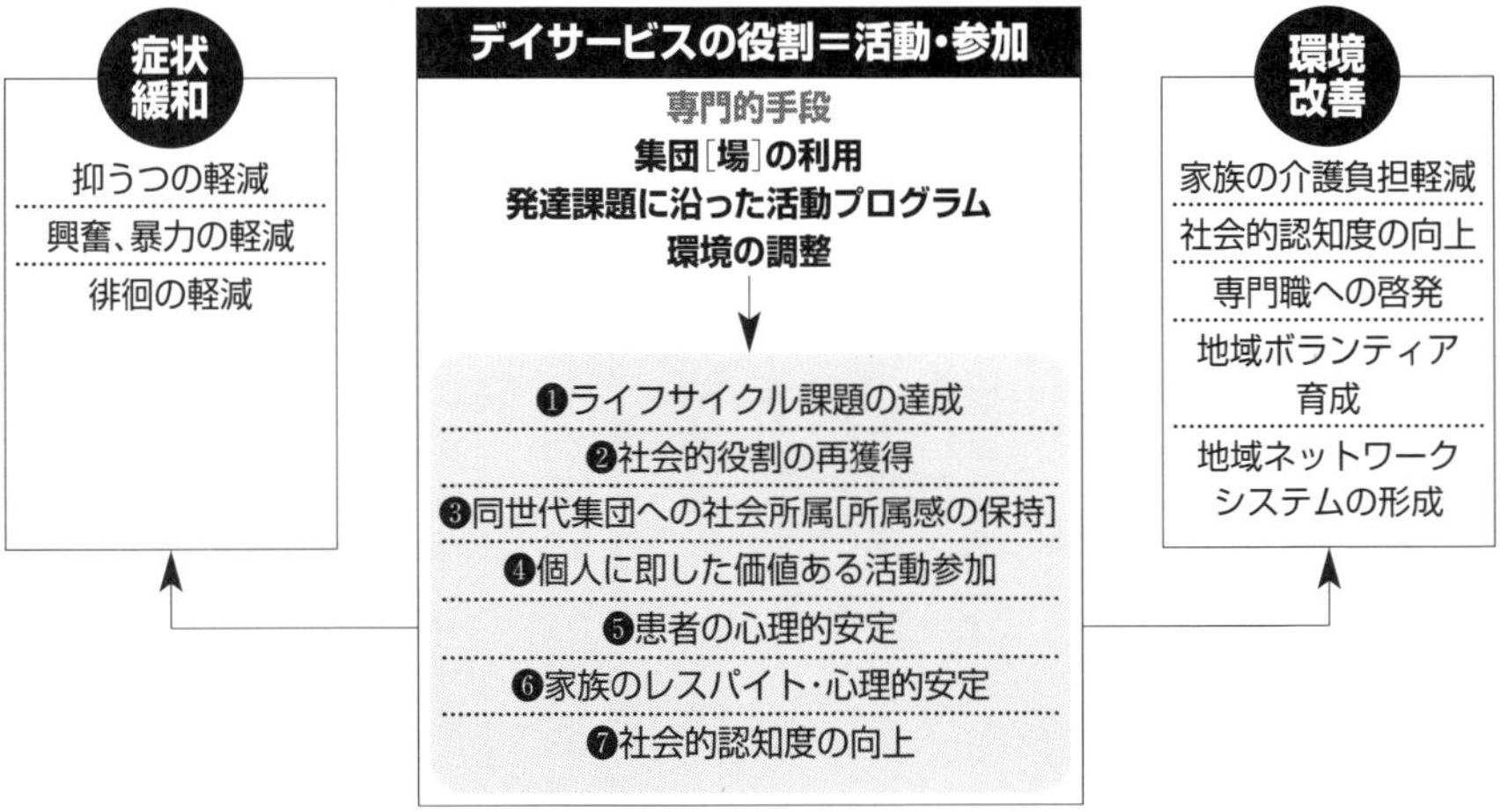

門的手段を用いて、❶ライフサイクル課題の達成、❷社会的役割の再獲得、❸同世代集団への社会所属（所属感の保持）、❹個人に即した価値ある活動参加、❺患者の心理的安定、❻家族のレスパイト・心理的安定、❼社会的認知度の向上、といった意義を持つと考えられます［**図**］。

この社会資源モデルが、各地で実施されることが本来の地域支援のあり方だと思います。認知症は進行性疾患であり、ケースのように疾患によって出現する症状も異なるため、今後は場を用いた集団効果に加えて、進行別集団および疾患別アプローチなど、個々の状態に合わせた方法の検討が課題です。

実践 3

若年認知症を知ってもらう草の根運動を続ける朱雀の会

若年認知症家族会

●●若年認知症の草分けとして

平成6～7年頃に、奈良県立医科大学の精神科の教授と地域の保健師によって若年認知症の家族会が発足されたのが始まりです。毎月、医師と保健師により、家族と患者の交流会を行っていました。しかし、教授と保健師の転勤により、会の活動が困難になり、平成9年4月から、若年痴呆家族会部門というかたちで『呆け老人をかかえる家族の会奈良県支部』に付属させていただきました。その後、平成13年4月より『朱雀の会（若年痴呆家族会）』として独立し、現在は、『朱雀の会 若年認知症家族会』の名称で活動を続けています。

老年期認知症と異なる問題をわかち合う

老年期の認知症との決定的な違いとして、「働き盛り」「闘病生活が長くなる」「知名度が低い」「体力がある」ことが挙げられます。また、同じ若年認知症であっても、病気の種類や家族の誰が発症するかによっても問題点は変わってきます。

朱雀の会では、2か月に1回偶数月に、主に奈良市総合福祉センターの一室を借りて、3～4時間の定例会を行っています。家族だけではなく本人も一緒に集まり介護の専門職の方にサポート会員として来ていただいています。

ほぼ毎回、定例会には新しい家族が参加してくださいます。そのとき、「これからどうすればいいのか、どこに相談すればいいのかわからずずっと悩んでいました」という声を聞くことが非常に多く、〝若年認知症の知名度の低さ〟を痛感します。

まずはみんなが自己紹介をしながら近況報告をします。悩みや心のうちを打ち明けた後、その悩みを経験した家族や専門職の方がアドバイスをしたり、介護のアイデアを出しあったりします。

その中で挙がった、よくある悩みや知りたい制度については、年に6回程度行っている勉強会や講演会等のテーマとして採り上げています。そして、定例会や勉強会、講演会に出られなかった家族にもわかるように、2か月に1回奇数月に、その内容を載せて会報を発行しています。

よくある悩みの1つとして挙げられるのが、施設を利用したくても若年認知症の専門施設がないということです。その代わりとして高齢者施設を利用することができますが、やはり「知名度が低い」「体力がある」という点から、問題が出てきます。それは病気により本人が力の加減をできないまま高齢者と接することになるので、暴力的ととらえられがちということです。そのため、それを理由に施設利用を断られることもあるのが現状です。

そして家族側も、実際に施設がどんなことを行っているところなのか、あまりつかめていないことも多々あります。入所施設を利用するにあたっては、〝本人の体力が衰えるのではないか?〟と思い、介護に疲れていても施設に入れるのをためらいがちです。

そこで、施設側に見学をお願いして、家族や本人たちは自分の目で見て知ることを、また、施設側には、家族の話を通じて若年認知症を知ってもらうことを目的として、毎年1回、施設見学を行っています。

会で取り上げられる一番の問題点は、金銭面です。「働き盛り」「闘病生活が長くなる」というところから、発症者が働き手（例えば、夫など）の場合、いずれは休職や退職を余儀なくされ、それによって経済的な困難が生じてきます。逆に、発症者が家庭内のことを引き受けていた場合（例えば、妻など）は、働き手が仕事だけでなく家庭内のことも一身に引き受けることになり、家族の日常生活に支障を来たしやすくなります。どちらの場合にせよ、家族が経済面も家庭内のことも介護もすべてをいっぺんに背負うことになります。

また、若年であるがため、ローンや教育費に出費がかさむうえ、長期にわたる介護費用の負担も生活に重くのしかかります。

本人と家族への具体的な支援を行う

そもそも、認知症は専門医が少ないうえに、若年認知症に至っては症例が少ないため、診断がつくまでに数年かかることもあります。その間は、もの忘れにより日常生活が困難にな

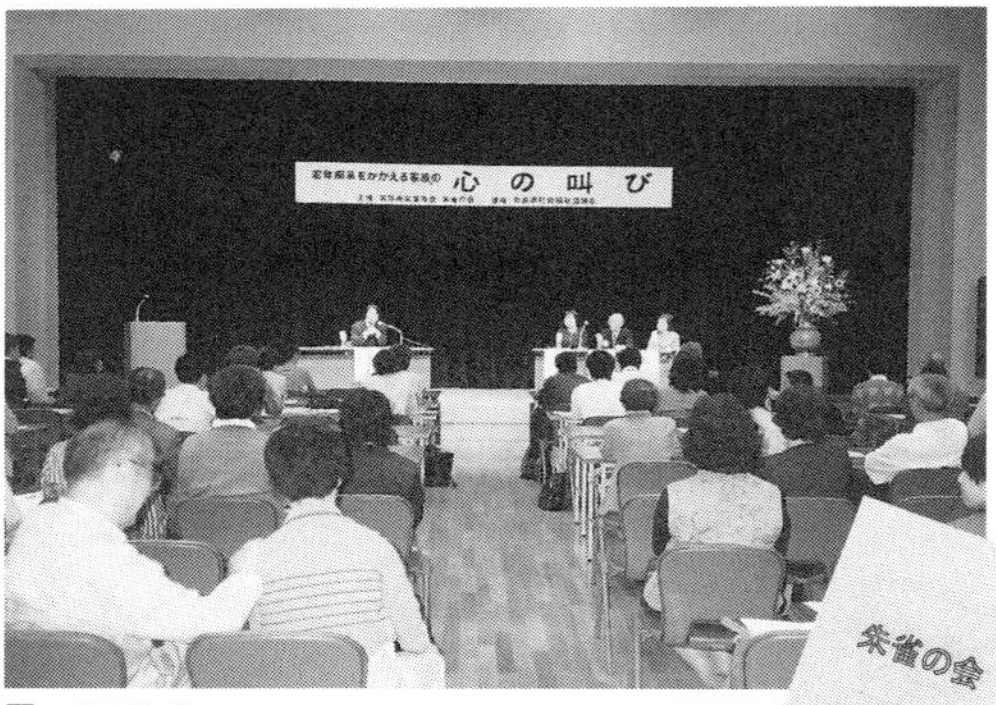

シンポジウム
「若年認知症をかかえる家族の心の叫び」。
〝少しでも多くの人に知ってほしい〟との願いを込めて開催した

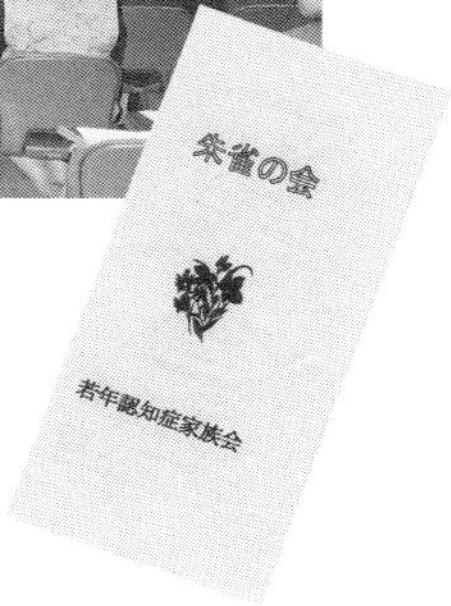

社会福祉協議会などに置いている会の案内。
今後も地道な活動を進めていく

っていても、認知症と診断されない限り、その場合に受けられる社会制度を受けることができません。

会としてできるのは、介護の専門職のサポート会員に相談して、認知症に詳しい先生を紹介してもらい、少しでも早く病院で診断してもらえるよう働きかけることです。そして、保健所や市役所などの行政機関に足を運び、どんな制度を受けられるか、またその手続きの仕方を聞いてきて紹介することです。

そもそも介護には、ここまでという終わりがないので、身体・精神ともに、疲れてきます。そこで相談の場やねぎらいの意味として、リフレッシュ懇親会や忘年会を開催しています。

リフレッシュ懇親会は、年に1度、1泊2日でバリアフリーのホテルに泊まります。家族や本人が安心して楽しく過ごしてもらうのが目的です。昼は専門職のサポート会員にも参加してもらい、勉強会や個人面談をします。夜はご飯を食べながら、カラオケなどをして、二次会では家族や本人も交えてみんなでおしゃべりをします。定例会では時間に限りがありますが、懇親会は泊まりがけなので、時間を気にせず話ができます。また、介護経験者の集まりなので、安心して夜更かしができると好評です。

また忘年会も昼食を摂りながら、「おつかれさまでした」とお互いをねぎらい、今年の活動で頑張ったこと、そして反省していく点を話し合い、来年の会の活動に向けて、どんなことをやっていきたいか、知りたいかを出し合います。

会の活動の一つに、随時受け付けている電話相談があります。朱雀の会会員以外からもかかってきます。名前を名乗ってくださる方も匿名の方からも受けており、やはりここでも、「どこにも相談できずに、ずっと悩んでいました」という声を多く聞きます。会の側も、試行錯誤で活動しているので、相談というよりも、ただ話を聞くだけで終わってしまうこともありますが、電話を切るときに「すっきりしました」「気持ちが楽になりました」と、相談者は皆さんそう言ってくださいます。

平成16年10月には、会の中で意見が出たので、精神科医の先生に講演を依頼して、『若年認知症をかかえる家族の心の叫び』と題したシンポジウムも開きました。当日は精神科医の先生やホームヘルパー、そして家族会の会員に講演をしてもらい、その後、パネルディスカッションも行いました。若年認知症を少しでも多くの人に知ってもらうことを目的として、開催しました。

今後も、専門職の人や家族はもちろんのこと、一般の人にも若年認知症を知ってもらうための草の根運動をしていきたいと思っています。

実践
4

当事者の「できること」を見つけて支援する
若年認知症支援の会
愛都［アート］の会

●受け皿がない若年認知症に向き合う

愛都《アート》の会は、若年認知症の方の社会参加活動などの支援や、家族の休息や情報交換の場として、作業療法士をはじめとする介護・福祉・医療の専門職などのボランティアが中心となって、平成17年2月に発足しました。

代表の梅原早苗が大阪府社会福祉協議会の社会貢献支援員として活動する中で、社会的な制度がなく困難な状況に置かれた若年認知症の方の受け皿を作れないか、支援の輪を拡げられないかという思いを抱いたことに端を発します。

若年認知症の方は利用できる社会サービスが少なく、たとえサービスが利用できたとしても、本人が嫌がったり、「来ないでほしい」と断られることが多く、家族は疲弊してしまいます。また、病気を受け入れがたい、受け入れられない部分もあります。

若年認知症の当事者同士の交流と安息の場を設け、心豊かな生活の維持を共有していくために、月1回、デイサービス『Dayなにわ』（以下、デイ）を開催し、当事者の社会参加の支援を行い、併せて家族への支援として、家族の休息の時間を設けるとともに、家族同士の情報交換と交流、医療・福祉・介護などに関する相談支援、勉強会としてミニ講演会などを開催しています。また、パソコン教室や会報の発行（年3回）、関係機関への働きかけなども行

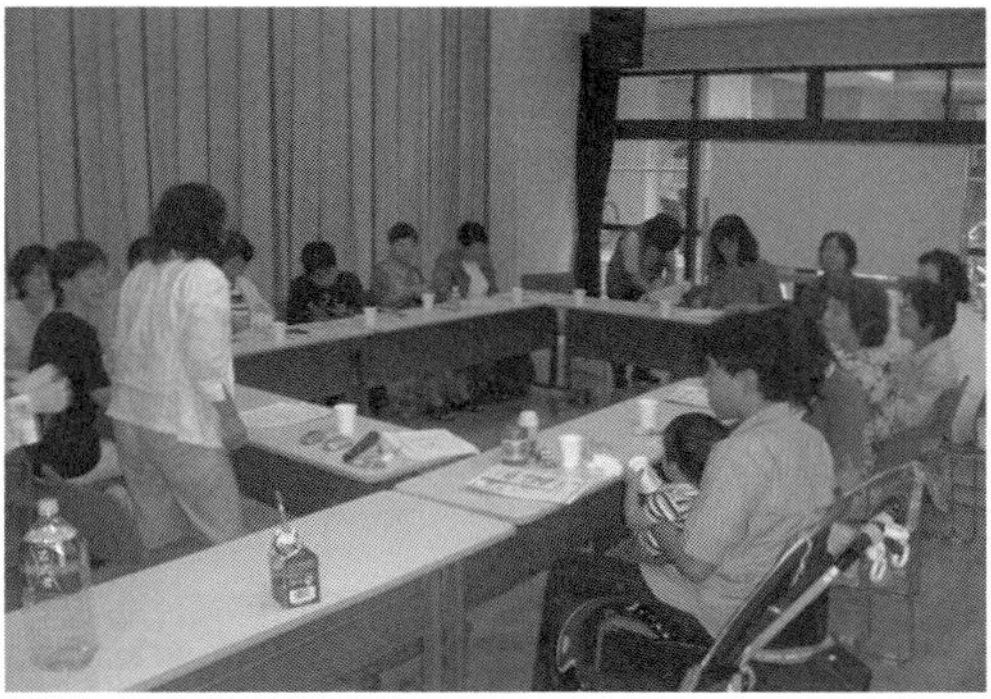

家族交流会は、同じ境遇の仲間たちと語らえる大切な場

っています。

認知症のある人の生活者としての力を発揮することや仲間と協力し合うことは、認知症そのものへの理解を深めることともなり、多様な支援へのつながりと専門的な治療・介護・福祉の充実を図ることへと結びつくことを願っています。

「愛都の会」と名づけた意味

若年認知症になってもすべてを喪失したわけではありません。これからの人生を再度作り上げよう、一人ひとりその人らしい人生を創造していこうという気持ちを込めて、「アート（ART＝芸術・創造）」という名前にしました。また大阪は「水の都」と呼ばれ、昔は難波宮《なにわのみや》という都でもあったことから、大阪に愛の集まる都を作ろうという意味も込めて、「アート」を「愛」と「都」という漢字で表現し、「愛都（アート）の会」と名づけました。

また、月1回の交流会・デイの後に当事者と家族が一緒に参加する二次会を開催しています。この会は主に居酒屋で飲み会を催すのですが、当事者にとっては社会参加の機会となり仕事の付き合いを思い出したり、家族は交流会では言えなかったような本音を（美酒1杯の力で）話したり、当事者・家族・サポーターの枠を超えて、全員が大笑いする会にしたいという意味で、「笑都（ショート）の会」と名づけています。

●●● 残されている社会性を活かす活動

デイの参加者は、平均60歳ほどです。50代半ばで発症して、発症後数年経ってから会に参加されている方が多いようです。主な内容は、創作活動や室内ゲーム、散歩（近隣・公園・ショッピングセンター・喫茶店等）や買い物、ボーリングやゴルフなどの軽スポーツ、カラ

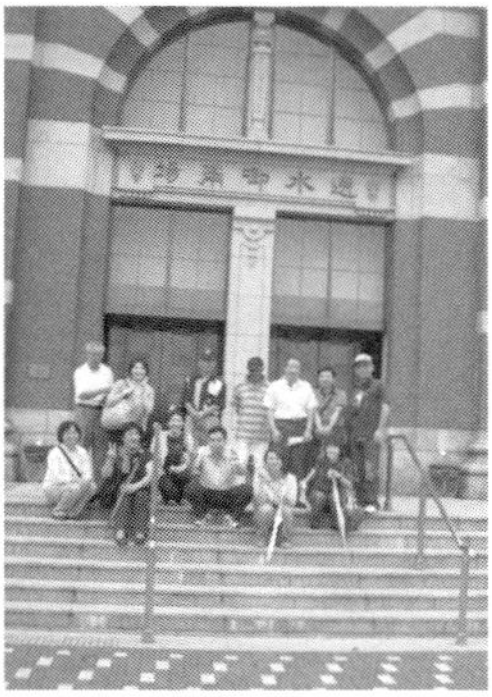

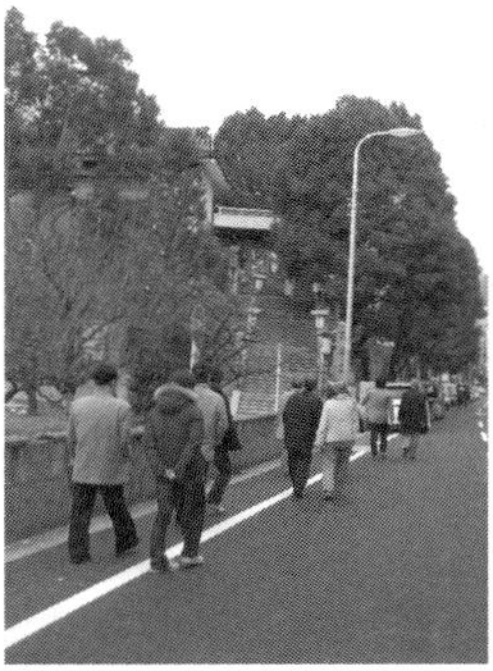

デイサービスでは外に出ることも多い。ご本人たちに希望を聞いて、行き先を決める

オケなどで、施設内だけでなく地域にも出かけるようにしています。当事者は高齢の認知症の方とは異なり、身体的には問題のない方が多く、社会性も残されていることが多いので、たとえ認知症であっても、同世代の社会人が行っていることを地域社会で普通の活動を提供して、再び経験していただけるように考えています。

●●「できるんじゃないか」という視点をもって「愛都の会」の意義

家族が自身で得られる情報には限度があります。また、高齢の認知症の方を抱えている家族とは異なる思いもありますから、そういう思いを共有できる場があることが大きいと思います。サポートする専門職からの情報もありますが、同じ境遇の家族からの情報や、「おたくはどうしてはるの」「こんなんで困っている」というやりとりの中で共有できる部分、自分たちにあった現実的、具体的な情報を得られることが大きいのです。

会に参加している間は、当事者と家族が離れることができます。24時間一緒にいる方が多いので、一息つける時間・場になるのです。また家族の方は、積極的に何かをやっている姿を見て「〝参加しても何もしないのでは〟と思っていたけれど、できることもあるんやね」とおっしゃってくださいます。

当事者は他人に見せる姿と身内に見せる姿が異なります。特に、若年認知症の方はまだまだ社会性は保たれていますから、他の方への対応をしっかりされます。現役だという意識が強くあるようで、気を張るというか、自分の弱い部分、失ってしまった部分を見せまいとするのです。家ではそういうことはないので、家族には悪い部分ばかりが目についてしまうのです。実際、会に参加することでしっかりしている部分が見えて、家族が本人の能力を再認識できる部分もあるのです。

平成17年10月には、大阪・舞洲へ一泊旅行を行いました。そこでは、自宅では奥様が一緒でないとお風呂に入れなかった方が、男風呂と女風呂で分かれていますから、サポーターはついていますが一人で入られたのです。家族の人は「何もできない」とおっしゃっていましたが、「身体を洗ってください」とサポーターが言うと、自分で洗うことができたのです。家族に伝えると「家でやってみる」と答えてくださり、実際に、自宅でも自力でお風呂に入れるようになったそうです。専門職が〝まだそういうところはできるんじゃないか〟という部分を見つけて、それをご家族に伝えて、自宅でしてもらうということの繰り返しが大切なのです。家族はあまり考えず〝できないんじゃないか〟という意識が強いのですが、会のサポーターの多くは作業療法士ですので、〝できるんじゃないか〟という視点で見ています。そういう意味で「できることはどんどんやってもらおう」と考えています。

見えてきた課題と今後の展望

会が設立されてまだ1年ですから、まだ多くの情報を提供できるわけではありませんが、今後は、長年の介護経験を経た方たちが会員の中に増えてくると思います。将来を見据えるうえで、そういう方の情報は非常に大切になってくると考えています。介護される家族にはつらい状況だとは思いますが、今後のことを考える際に〝将来的にはこうなる〟と理解することは、当事者の意見だと納得できる部分が大きいのです。ここの病院・施設がいいという地域の社会資源についての有用で具体的な情報を得られることも大きいです。

デイでは、当事者の方にマンツーマンでサポーターがつく手厚さが特徴といえます。常に側にいる個別対応ですと、当事者の方に行動障害が出現したときに素早く対応することができます。ただ最近では、参加される方は毎月増えているのですが、サポーターは毎月増えませんので、マンツーマンという利点を維持していくことが難しくなっており、今後の課題といえます。

さらに、愛都の会設立から現在まで、専門職が主体となって会を運営してきましたが、今後は、ご本人やご家族が主体の会を目指したいと考えています。ご家族主体であれば、月に1回という今の頻度を増やすことも可能だと思います。また、ご家族主体になることで、毎回のようにサポーターが全員参加しなくてもいいなど、柔軟に対応することができると思います。やはり、ご本人やご家族がどのようなことを望んでいるかが大事ですので、専門職が何でも主導してしまうのではなく、「こういうことをやりたいから企画してほしい」など、ご家族・ご本人が主体で考え、それを専門職がサポートする会にしていきたいと考えています。

実践 5

もの忘れクリニックにおける若年認知症患者と介護者への支援

外来から家族会、「もの忘れカフェ」まで

もの忘れクリニックについて

筆者は、平成2年5月から県立病院神経内科に開設した「もの忘れチェック外来」で10年間診療を行った後、平成11年4月に「もの忘れクリニック」を開設しました。開設後5年間で受診した患者さんは1806名。そのうち認知症と診断されたのは1641名、約100名が若年認知症でした。クリニックは若年認知症専門ではありませんが、抵抗感が少ないのか若い患者さんが多く受診されました。

認知症の診断後、デイサービス（以下、デイ）を利用せず、遠方からの通院のため訪問看護も行えない患者さんのうち、若年認知症患者さん27名に対して、月2回の外来通院時に1回約1時間、計6か月間のアクティビティ活動を行ったところ、終了後15名がデイに参加するようになりました。認知症専用デイでは、固定的なプログラムを設けず利用者の選択の自由度を高くしているため、開始当初から若年・軽度認知症患者さんが多く利用しており、延べ207名の登録者のうち、68名が若年認知症患者さんでした。そのうち、57名が滋賀県内他市町村から、12名が他府県から、1名が地元からの参加でした。

平成15年4月からは看護師と医師が協力して、家族・介護職などからの相談活動を開始しました。受診前相談では、受診をためらう軽度認知症患者さんのご家族35名の相談に乗り、17名が受診につながりました。受診後相談は、301人の通院患者さんから延べ600件、ケアマネジャーから137件、福祉施設から105件、保健師から45件の相談がありました。

クリニック開設時から、デイサービス利用者の介護者支援として、連絡ノートを利用した相談や電話による個別相談を行ないました。また、若年認知症介護家族同士のピアカウンセリングが週1回毎回5~12名で行われており、また3か月ごとにデイ利用者家族の交流会を行っています。毎回50~70名の家族と利用者の参加がありますが、約半数は若年認知症患者の介護者です。

●●● 若年認知症患者と介護者への支援の実際

1 ●●● 告知を行った認知症患者さんに対する心理的サポート

50代前半の男性患者さんがもの忘れを訴えて受診されました。1年前に仕事がうまくいかなくなり自主退職していましたが、奥さんには退職の理由を話せず夫婦の会話も途切れがちになりました。男性は徐々にひどくなるもの忘れが不安で、食事ものどを通らず体重が20kgも減り、昼間から雨戸を閉めて部屋に閉じこもるようになりました。外来診療で、心理テスト、MRI、脳血流検査などを行った結果、アルハイマー型認知症と診断されましたが、奥さんは本人には病名を告げないでほしいと希望していました。もちろん、デイサービスをすすめることもできません。しかし、外来通院時に看護師が男性と個人面接を続けたところ、自分が認知症であることを知っているような発言が続きました。そこで奥さんやお子さんたちと話し合い、本人に病名を告げることとしました。告知後、男性は言いました。「やっと本当のことを言ってくれましたか」「今の症状が病気のためと知ってほっとしました」「病気になったことはあきらめますが、これからのことは頑張ります」。実は男性は、1年前からインターネットで自分がアルツハイマー病であることを知っていました。現在は、もの忘れカフェの仲間たちと仕事の代わりに、他の認知症の人たちを勇気づけたり助けたり、福祉活動への協力や奉仕活動を行っています。

2●●●介護サービスを使わず介護を続けた家族への心理的サポート

50歳代の妻を3年間介護している夫は、介護サービスを利用せず、自分ひとりで介護を続けていました。転居により受診した当クリニックの最初の面接で、「やっと話せる場所ができました。ここではしんどいと言ってもいいのですね」という発言がありました。〝自分と妻の安否確認をしてくれる場所がないことが気がかり〟という訴えに、看護師が毎日FAXを交換する提案をしました。翌日から、体調や対応、その日にしたことについてのFAXが届き、やりとりが始まりました。この関係を続けることで、介護保険の利用が始まり、家族交流会へも参加するようになりました。妻が入院してクリニックへの受診が終了した現在も、時々、FAXのやりとりは続いています。

3●●認知症ケアネットワークによる介護困難な患者さんへ支援

アルツハイマー型認知症の60歳の女性がデイやショートステイを利用し始めましたが、スタッフへの暴言・暴行がひどくなり、サービスの継続が困難になりました。当院へ診療とデイの依頼があったため、往診後、少量の向精神薬の投与とデイに参加していただくことにしました。デイで、専任スタッフが対応したところ、暴言・暴行は徐々に軽快し、歌を口ずさむようになりました。その後、基幹型在宅介護支援センター、ケアマネジャー、3サービス事業所と担当者会議を行い、サービスを断っていた他の事業所に当院のデイサービスでの取り組みを見学してもらったところ、3事業所ともサービスを再開しました。

●●「もの忘れカフェ」について

クリニックの認知症専門デイは、集団の規模・雰囲気などの異なる2つの部屋で行ってきました。固定的なプログラムを設けず自由度が高いため、多くの患者さんが利用されましたが、受診の早期化に伴い、受け身的に参加するのではなく、積極的な社会参加を望む患者さんが増えてきました。そこで平成16年9月、若年・軽度認知症患者さんの社会参加を後押しする若年・軽度認知症専用デイ「もの忘れカフェ」を始めました。参加者は軽度認知症患者さん27名（男17名、女10名、平均年齢65・2歳）。65歳以下の若年認知症患者者は14名、平均年齢58・4歳でした。

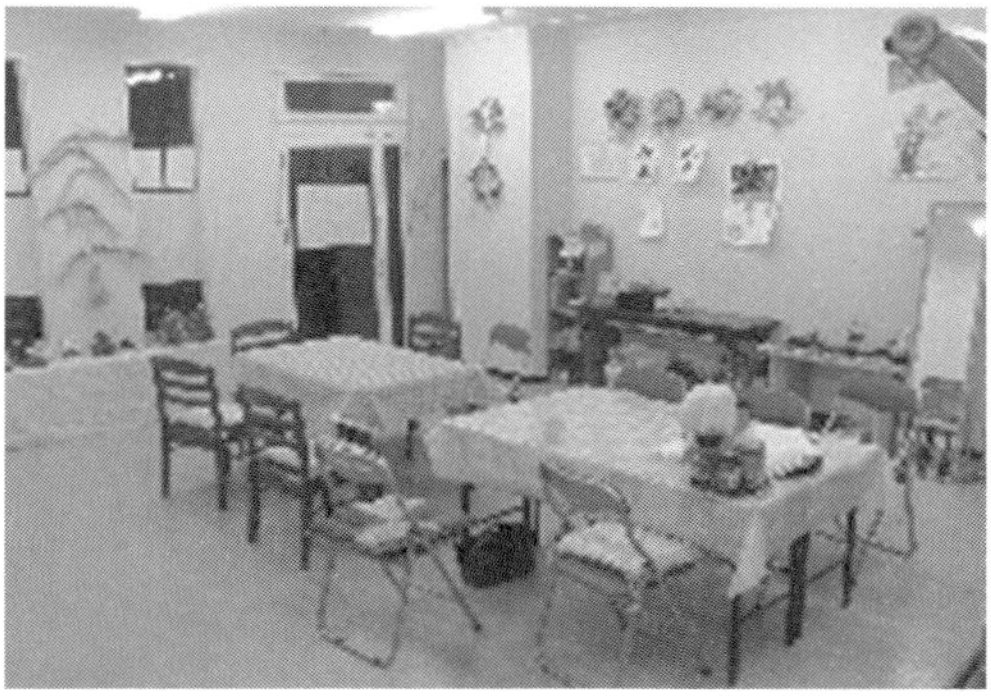

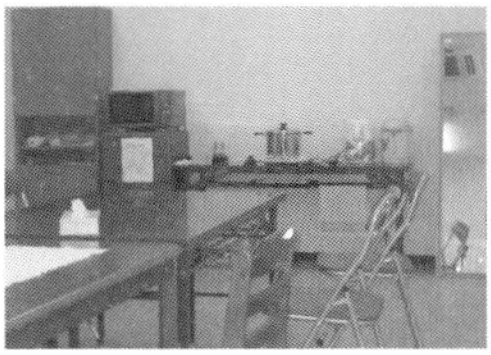

2か月余り経ったカフェの様子。だいぶ華やかな雰囲気に
［左下は開始当初］

開始当初は、部屋の備品、装飾など必要となる物品の予算計画の作成と購入、出納簿の記入などを利用者で役割分担し、1日の活動記録を残すことにしました。利用者の話し合いで決めた活動内容は作品展への応募、町内の清掃など、社会活動的なものが中心でした。

活動後にスタッフが行った面接では、利用者全員が「忘れても平気。病気だと胸を張って言える」「病気になったことで仲間に会えた」など、病気を受容し、乗り越えようという意思を表明しました。また「自分たちで決めるから達成感がある」「スタッフに導いてほしいときもある」など、自主的な活動を評価するとともに、必要時の援助を求める発言もありました。さらに「同じ行動ができるなら（高齢者も）いい」「仲間と一緒なら（高齢者集団へも）入れる」など、同世代集団の良さを認めつつ、仲間と一緒なら高齢者集団への参加も問題ないと、若年患者の意見は一致しました。

決められたプログラムに縛られずやりたいことができる、もの忘れと向き合いともに戦う仲間がそばにいる、社会の一員として今できることで社会貢献をするなど、カフェに参加した若年・軽度認知症患者さんが実現してきたことは、年齢や認知症の重症度に関係なく、すべての認知症患者に必要なケアのあり方を教えてくれるのではないでしょうか。そして、さらに、この活動そのものが認知症を知り、理解してもらえる最も簡単でわかりやすい啓発活動なのだと思います。

最後に、もの忘れカフェの活動によって、外来診療での病名告知への考え方が変わりました。カフェ開始前は、病名を告知することの重要性は十分理解し、また、実際に告知する人もいましたが、今振り返ると「認知症患者ご自身を守るため」ということを理由に、必ずしも前向きに告知のことを考えてこなかったように思います。もの忘れカフェ参加者の病気を受け入れ、そのうえで病気と闘おうとする気持ちの強さを知ることによって、介護家族に伝えていた「一緒に病気と闘いましょう」という言葉を、患者さん自身にも伝えることの必要性を強く感じました。〔以上、文責・藤本直規〕

●●「もの忘れカフェ」の記録

1●●「もの忘れカフェ」スタートの1日

平成16年9月22日（水）、「もの忘れカフェ」がスタートしました。参加者は若年・軽度認知症患者さん計12人。部屋はガランとした事務所そのままの内装と、古いテーブルが6つ、パイプいすが15脚あるだけです。「今日からこの場所です」とスタッフが説明すると、参加者は「ふーん」と言った様子で入室します。ある女性はテーブルの汚れを拭き始め、別の男性は冷蔵庫とホワイトボードを運び始めました。冷蔵庫を運ぶにも声をかけあうなど、それぞれが思いつくままに作業を行います。ホワイトボードに日時などを書いてもらいます。「今日は何日?」「?・?・?」「9月?」何度かやりとりをして、ようやく〃9月22日水曜日〃と書き込まれます。ブツブツ言う人や上手く書けない人もいましたが、やがて12人の名前も並び、書くことで仲間を認識できたようです。

　途中で休憩をはさんで作業を再開します。ホワイトボードの組み立てや布巾づくりなど、相談しながら動きます。ガラス窓から部屋が丸見えのため、目隠しすることになりました。和紙の柄を選んで貼ります。「高い、低い」「色が悪い」などと協力して完成させました。「自分たちの場所を居心地よくしたい」などと自分たちの気持ちを口にします。多少の失敗はあるものの、これでよしとします。失敗も許し合い、かばい合える仲なのでしょう。

　昼食にすると「よく動いたのでお腹が空いた」と、ほとんどの人がごはんをおかわりします。身体を動かしたことで心地よい疲労感がある様子です。食後、「午前中何をしたか思い出して」とスタッフが声をかけると、すっかり忘れていますが、お互いに確認しながら、今日したことをノートに書きます。30分ほどかけて記憶をたどり、記録してもらいます。書けない人に対してはサポートします。

　午後は、足りない物を買い物リストに書き出し、繰り返し考え、必要な物の優先順位を決めていきます。それから1人1万円渡して、スーパーへ買い物に行きます。商品を吟味し、わからなければ店員さんに尋ねます。役割感をもち、忘れることを防ぐために、宛名を伝えて領収書を書いてもらいます。買い物から戻ると、お金を預かった人が精算を行います。筆算で検算をお願いし、合計金額と残高を照らし合わせて出納帳に記入します。計算間違いはありましたが、やり直すとしっかりできました。

　利用者さんから「ここがどこだかわからないので〝藤本クリニック〟の張り紙が必要では？」

と意見が出されたので、張り紙をつくり、それを背に記念撮影をして、1日を終えました。

初日に、ほとんど予定を立てずにこれだけのことができました。参加者は本人も気づかなかった能力を発揮しました。書くこと、計算することも任せればできたし、自分たちで段取りも組めました。場合によって見守りや方向付けはいるものの、自分たちで解決できました。

しかし、これには仲間が必要です。「もの忘れカフェ」には男女問わず、同じことに取り組む仲間がいます。その関係があれば、多少のことは乗り越えられるでしょう。

2 「もの忘れカフェ」での様々な出来事

＊「もの忘れカフェ」で起こった出来事を、スタッフの感想も交えて振り返ります。

棚の買い出しで、仲間の期待を背中に受け男性利用者さんが値切り交渉に成功しました。買い物での値切り交渉の機会も、認知症と診断されたら失われます。その方は元・税理士なので計算はお手のものですが、計算ドリルは嫌がります。あてがわれることに対して拒否感があるのだと思います。

●●●

台所に棚を作ると言い、買い物に出かけます。完成予想図はそれぞれバラバラのようですが何とか出来上がります。ちぐはぐな形でも誰も指摘せず「さすがやな」とねぎらいの言葉が飛びます。途中、何をしているのか忘れてしまうこともありますが、メンバーの誰かが覚えています。「もの忘れカフェ」は思ったことがすぐできることが利点です。忘れてしまわないうちに行動に起こすことが大切です。

1か月後に永源寺の観光を計画します。「雨が降ったら?」「持ち物は?」「お金は?」「昼ご飯は?」いろいろな意見が飛び交います。皆で旅行のしおりを作ります。忘れるとわかっているからこそ、思い出せるようにしようと考えるようです。1か月後の予定の維持には、書いたものが手元にあることが重要です。それをもとに繰り返し読み聞きすることで、一連の動きを身体が記憶していくようです。すべてを忘れるわけではありません。

永源寺観光当日。昼食はコンビニで弁当を購入。「遊んでいるのに贅沢はできない」と言います。観光中はひとまとまりにはなりませんが、顔が見える範囲で自由行動をしています。皆で来ている自覚はあるようです。「信頼されているから迷子にならないようにしよう」という意識が働くのでしょう。スタッフが患者さんを信頼することが大切です。〝どこかへ言ってしまうかも?〟と不安に思って引率すると、ただ歩いているだけになります。「病気だから、たまにしか外出できないから、お金を使ってもいい」という発想も、私たちの勝手な思いこみなのです。

ほかのユニットからお菓子をもらったお礼に合唱を披露しに行きます。カフェの人は他のユニットの人も仲間だと思っています。少し症状の重い人もいるので、自分たちの行く先を見るような気がしてつらいことでもあるだろうに、とても優しく接し、車いすを押したり、一緒に待ってあげたり、さりげなく手助けをします。つらさをわかりあえるのか、嫌な顔をする人は決していません。

カフェ以外の人も部屋に顔を出し、コーヒーを飲んでおしゃべりをしていきます。名前はわからなくてもお互いを感覚的に覚えているのでしょう。話が合わなくても、笑顔で話して

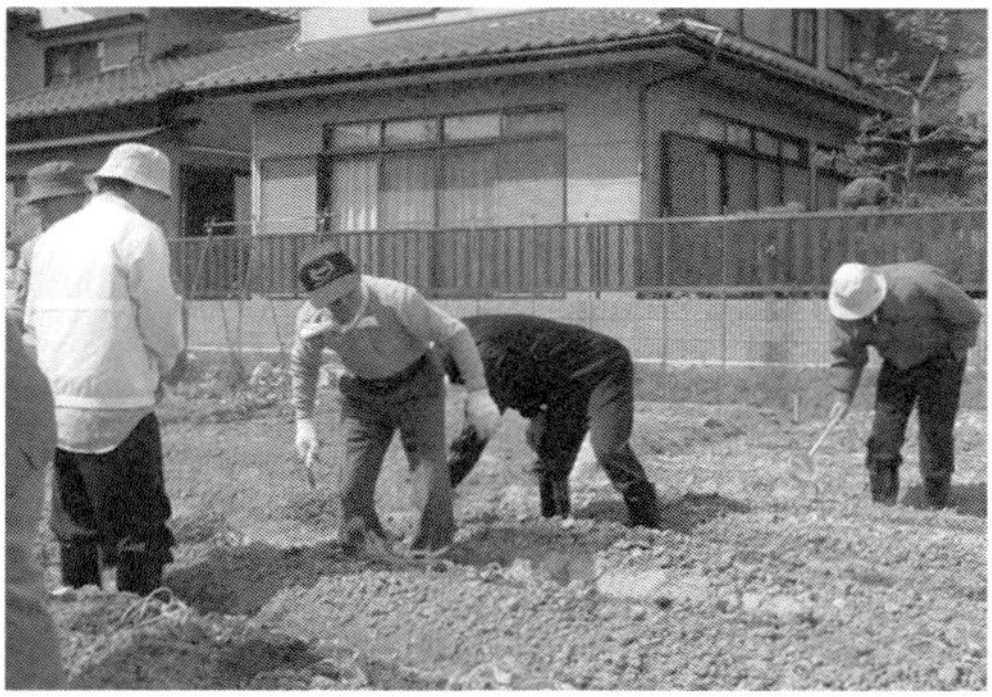
うね作りから植え付けまで自分たちで行う。畑の存在を覚えていられるような働きかけが必要

います。言葉はなくても、目で、気持ちで、会話しています。スタッフが言葉を挟むと感情の会話が途切れます。私たちの言葉が〝心の会話〟を邪魔するのです。

●●●

新聞やテレビで「もの忘れカフェ」が紹介され、自分たちを取材や見学に来ていることを認識します。お客様の来訪を伝えると、「ようこそ」と書いた垂れ幕やお菓子の用意など、受け入れ準備が始まります。滋賀県のことを知ってもらおうと、何を紹介するかの相談も始まります。一日が終わると、いろいろと気を遣うのか、皆「おもてなし疲れ」が出ますが、やり遂げた顔をしています。「メソメソしていると思われたら嫌やわ」「病気になっても何とかやれるんや」「ちゃんと書いてくれはるやろか?」うるさいほど取材内容に関する注文が多いですが、言いたいのは「病人扱いするな。人間扱いしろ」ということ。同じ病気で苦しんでいる人たちに、自分たちの存在を伝えてくれと言わんばかりです。

●●●

世間の役に立つことをしようという話になり、どんなボランテイア活動があるのか話し合います。地域の社会福祉協議会に問い合わせて、自分たちでできることを尋ねて、まず、すぐに取りかかることができる駅前周辺の清掃活動を計画します。回覧板を作り、他のユニットにも説明をして呼びかけます。

当日、「こんなところにも捨ててある」「吸い殻が多いなあ」など口々に言いながら自然と身体が動きます。汗もかいた。ゴミもたくさん拾った。何より、自分たちが世間の役に立った。

カフェの人は皆何かをしたいと思っています。してもらうばかりでは生きていけない。自分も誰かの支えになりたいと思うことは当然です。小さなことでも仲間と一緒に取り組めば必ず成果が出せるのです。認知症だからとくよくよばかりしていられない。認知症でもできることがある。身体で実感することで明日への元気、勇気へつながります。

所長が認知症の講演会で話すと伝えると、皆がついて来ると言います。「何もできないわけ

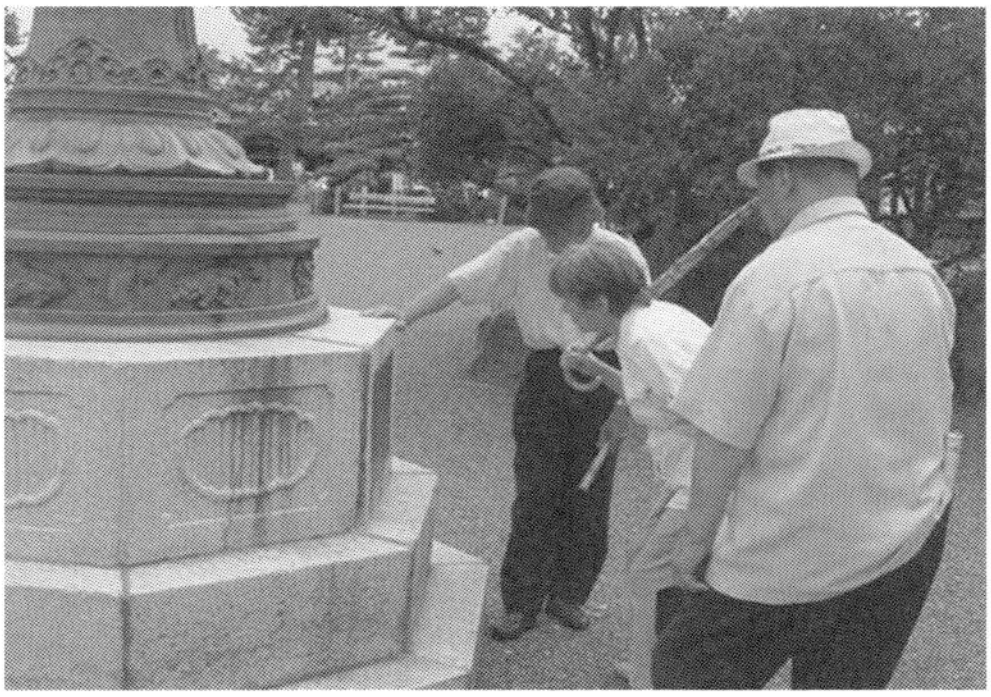

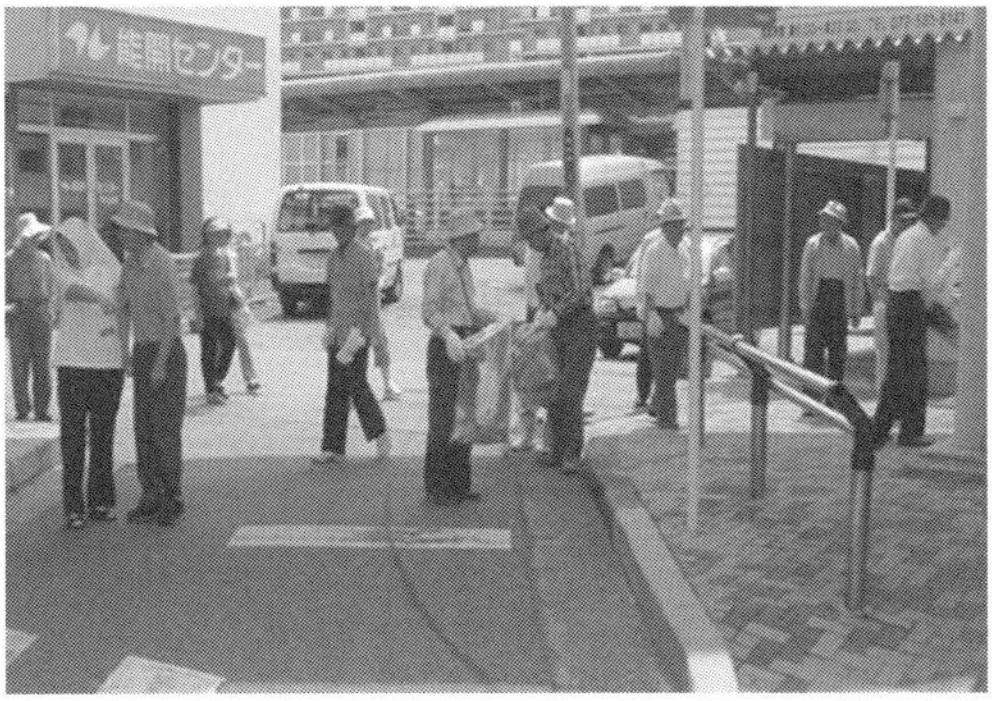

小旅行はスタッフの力量が試される場。不安に思わず、信頼することで満喫できる［上］
世間の役に立ちたいと行った清掃活動。ゴミの分別まで責任を持って行う［下］

じゃない」「誰でもなる可能性はある」「悪いことをしたからなるのではない」など、しっかり伝えてくれているか確認すると言うのです。

あるとき、「公の場で一緒に話そうか」と聞くと、「伝えたいことはあるけれど、僕の気持ちをわかっているのは自分らやろ？　わかっているなら正確に伝えるべき。その伝え方にズレがあるなら、まだまだわかってもらえていないと言うこと」と笑って言い返されました。いずれ自分のことを語れなくなるからこそ、今から心を読んでほしい、今の自分、将来の自分も支えてほしい、と言っているように思えました。

3●●●「もの忘れカフェ」でスタッフが求められること

若年認知症の人たちには今しかできないことがあります。仕事もしたいし、社会貢献もしたい。いずれ病状が進んでいく過程の中で、何もしないでやり過ごすのではなく、できるときにできることを行うことが大切です。

「もの忘れカフェ」では、スタッフは利用者さんがやりたいことに気づいたり、そのことをやり遂げられるきっかけを作ったり、環境を整える役割を担っています。しかし、スタッフが手を貸したり過剰なヒントを与えることで、利用者さんの本当にしたいことをわからなくして、自分で考えてやり遂げる充実感を損ねてしまうことがあります。スタッフの〝何かしなくては〟という意識を抑えて、きっかけづくりをして、実際にはサッと引くといった引き際を見極めることが大切だと思います。

認知症の症状が悪化したとき、患者さんの自立性を重んじる「もの忘れカフェ」は成り立たなくなるでしょうか。例えば、1●罫線が邪魔をしてノートに文字が書けなくなる、2●模造紙からノートへ書き写すときに、距離があり焦点が定まらない、としたら、スタッフはできなくなった原因に気づくことができているでしょうか。可能性を信じて、新たな取り組みをしているでしょうか。1●では、罫線のないノートに変更するだけで書き記すことができましたし、2●では、模造紙の貼ってあるところまで移動してノートに写すことで書き移すことができました。できなくなったからやめるのではなく、できなくなったことを受け入れて、今できることへ変えていき、その可能性を決してあきらめない。そのプロセスでの工夫を惜しまない。この気持ちと取り組みを、利用者も私たちも持ち続ければ、きっと、いつまでも「もの忘れカフェ」は続けられると思います。〔以上、文責・奥村典子〕

実践
6

こだわりからの解放がその人を救う

ピック病専門グループホーム ラーゴム

ピック病の方を対象としたグループホーム「ラーゴム」が開所して4年余りが経過しました。開所当時は入居者の状態も安定していたため、たとえ入居希望者が待機していても、すぐに部屋が空くことはありませんでした。

開所して1年くらい経った頃、2人の入居者が相次いで退居しました。1人は急な内出血による死亡退居でしたが、もう1人は薬物を漸減しているうちに、まるでピック病が治ったかと思うほど症状が軽快して、自宅に戻るという画期的な退居でした。

その後も「ラーゴム」では、薬の減量で困難な症状が消える体験をスタッフが共有したこともあり、新しく入居した方へのかかわりは、まず薬物による抑制からの解放が主な課題となりました。薬物の離脱期の混乱を乗り越えると、入居者の表情は生き生きし、自分でできることも多くなって、かえって落ち着くようです。

ピック病は人格の変化を伴いますが、「ラーゴム」がケアの目標に掲げる〝その人らしさ〟は決して病気になる前の状態に戻すことではありません。たとえ病気であっても、脳や身体の健康な部分を最大限に活かして生きようとするときに溢れ出る人間としての輝きです。ほかの患者さんへ迷惑を及ぼす行動障害や執拗に訴えを繰り返す情緒不安定などから、経由した病院では薬で表情も乏しくなるほど抑えられていたピック病の方が、「ラーゴム」に入居して、薬の漸減などにより徐々に変わっていく過程は、今後の認知症ケアの参考になるかもしれません。またピック病はアルツハイマー型認知症に比べて発症年齢が低いことから、若年認知症のケアとしても興味深いかと思います。

以下では、「ラーゴム」の入居者にみられる行動障害とそれが解消されるきっかけとなった働きかけを紹介し、ピック病の方へのかかわりから感じる今までのケアのあり方とやや異なる点を述べたいと思います。

目の前のものはよく知っているのに、どう呼ぶのだったか忘れてしまった

ピック病は、認知症の代表的な疾患であるアルツハイマー型認知症とは異なり、初期には記憶をつかさどる海馬や脳の後方部分は障害を受けないため、もの忘れ（記憶障害）などの障害はあまり見られません。むしろ行動の変化によって、会社などでの集団生活や日常の家

事などに支障を来たします。そうした症状から、発症当初は本人も周囲もうつ病や更年期障害などを疑うことが多いようです。

また早い段階で言葉に症状が表れるのもピック病の特徴です。ラーゴムの入居者9名（現在は、50代、60代、70代それぞれ3名ずつであり、すべて女性）にも程度の差こそあれ、皆さん何らかの言語障害があります。物と言葉がうまく結びつかない人、全く言葉を発することができない人、限られた特定の言葉しか話すことのできない人などで、コミュニケーションをとるのに非常に困難を来たします。本人は一生懸命話すのだけれども、何を言っているか理解が難しい。私たちはそのときの状況から判断して、おそらくこうだろうと推測するしかありません。それでも、生活をともにしていると、不思議とわかるようになるものです。

●●● 決まった時間に決まった行動我が道をいく行動は集団生活では支障を来たす

アルツハイマー型認知症と区別するうえで重要なピック病の症状として、時刻表的行動や常同行動と呼ばれる奇異な行動があります。同じコースを毎日何度も歩き回り、近所でも目立つ存在になります。ただ、アルツハイマー型認知症の徘徊と異なるのは、病気がかなり進行するまで道に迷うことがないことです。また、同じものばかりを食べるようになったり、同じ言葉を発し続けるといった繰り返し行動が現れたり、決まった時間に決まった行動をするなど、非常に時間を気にするようになるのもピック病の特徴ではないかと思います。

「ラーゴム」の入居者は外に出たいという欲求が非常に強くあります。午前と午後に1回ずつ長い時間をかけて散歩に出かけているのですが、それでも足りず、絶えず外に出たがります。歩くということは彼らにとって、何か特別な意味があるのかもしれません。理由はよくわからないのですが、彼らはドライブも非常に好きです。気の向くままに行動し、周囲の目を気にしない我が道を行く行動も目立ちます。

逆に、外には出たがらずグループホームの中をひたすら動き回る方もいます。A子さんは

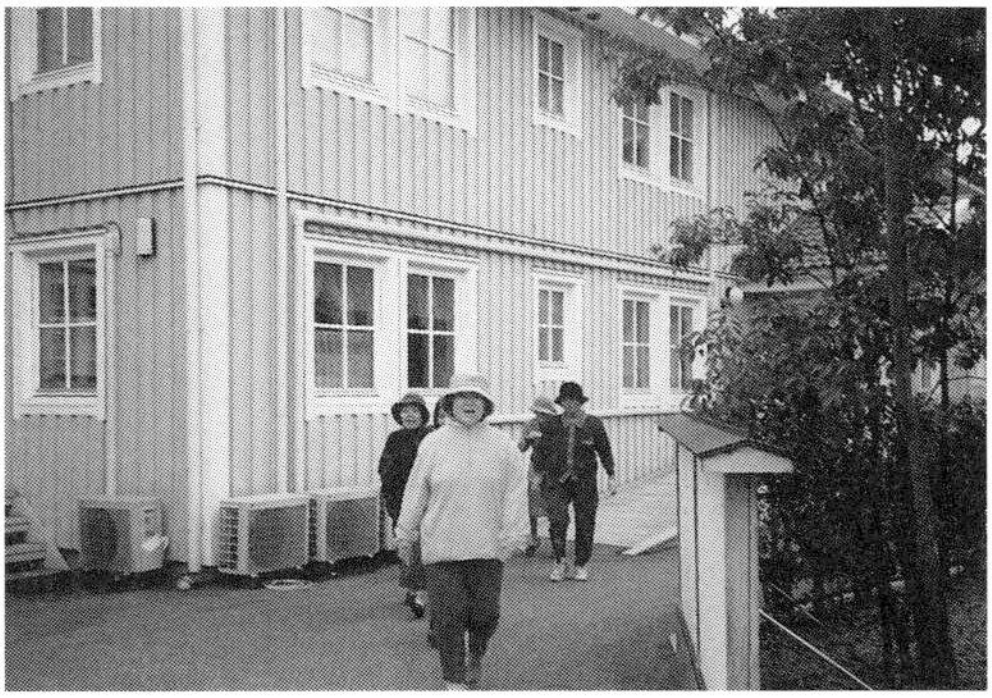

ラーゴム出発。
皆、散歩が大好き

今でこそ1人で歩いていますが、以前は必ず誰かを引っ張って歩いていました。おそらく薬の副作用だと思いますが、「ラーゴム」に来た当初から〝座ったら立つ、座ったら立つ〟の繰り返しで、座ったと思うと数秒で立っていました。スタッフが一緒に歩かないとほかの入居者の手を引っ張って歩いて危ないので、1年くらいはスタッフが一緒にグループホームの廊下を歩きました。少しでも気を逸らすと興奮して怒るのでそのスタッフはほかのことが何もできません。A子さんには完全にスタッフ1人がマンツーマンでかかわり、残りのスタッフがほかの入居者に対応するため、その間は料理も簡単なものにせざるを得ず、「ラーゴム」の日常生活に非常に支障を来たしましたが、1年くらい経って手をつながない時期をつくったところ、3、4日で1人で歩けるようになりました。おそらく十分に2人で歩いた期間をつくったことで、A子さんの中で何かが変わったのだと思います。

ピック病の奇妙なこだわりは尊重する？それとも……

食べ物の好みが変わったり、食事の量に変化が現れるのもピック病の特徴かもしれません。繰り返し行動と関連して、同じ食べ物をこだわって食べるような症状もみられます。女性の場合、平然と毎日同じメニューを作るようになって家族がおかしいと気づくこともあるようです。

B子さんは「ラーゴム」に入居して約2年間、毎日牛乳を3リットル近く飲んでいました。病気になる前は牛乳は飲めなかったのですが、「ラーゴム」に入所したら普通の食事は少ししか食べなくなり、飲み物は牛乳しか飲まなくなったのです。肥満体になり、生活習慣病も心配されましたが、自分で冷蔵庫から出してきて飲むので、私たちは〝止めさせるのは難しいだろう〟とあきらめていました。そんなあるとき偶然、牛乳を切らせてしまいました。代わりにスポーツドリンクを渡すと飲んだので、しばらく牛乳を買わないようにしたところ、スポーツドリンクを3リットル飲むようになりました。カロリーオーバーを予防するため、次にミネラルウォーターを渡したところ、それも抵抗なく代えることができました。あれほどこだわっていた牛乳を飲まなくなり、今では牛乳が冷蔵庫に入っていても取り出すこともなくなりました。

これと決めたら1つのことに固執して、ほかのことはあまり気にしなくなるのがピック病の方のこだわりかもしれません。ただし、その習慣が決して変えられないかというとそうではなく、思いがけないことがきっかけで変わり得るのだということがわかりました。B子さんの血液データは、牛乳をやめて3週間ほどで正常化しました。

C子さんは食器の洗浄を自分の役割だと思っていました。夕方は6時半までには食べ終えた食器を洗浄機に入れてスイッチを押したいのです。そのため彼女はスタッフやほかの入居者よりも早く1人でご飯を食べます。彼女のために1人分早くつくらなくてはならないので、集団生活において非常に困ります。しかもC子さんは、自分が食べ終わるとほかの人たちがまだお茶も飲んでいないのに湯のみを片づけ始めるのです。中にお茶が入っているので〝下げてはいけない〟という意識が働くのか、他の湯のみに移し変えて最初にお茶が入っていた個人用の湯のみを下げるのです。あとの湯のみは手洗いすると自分で決めていて、後でゆっくり食器棚に収めます。そのまま1年以上来たのですが、あるとき、彼女が湯のみを置く位置と決めている洗浄機の段を外したら、それから湯のみを下げなくなりました。自分の仕事を自分で勝手に増やして、それに追われてイライラしていたのですが、それがパタッと止み、穏やかな表情になりました。グループホームも、ゆったりとした食事のひとときを取り戻すことができました。

D子さんは、コップに麦茶を入れて自分の部屋に持ち運んでサイドテーブルに並べるという習慣がありました。部屋に入ると、サイドテーブルに麦茶の入ったコップが10個以上も並んでいるのです。共用のコップすべてが彼女の部屋に置いてあったこともあります。最初は〝これには何か意味があるのだ〟と思い、D子さんがかつてスナックで働いていたことと関係あるのだろうかなどと考えながら様子を見ていましたが、あるときふとサイドテーブルを片づけたところ、その習慣はなくなりました。本人が困るのではないかと心配でしたが、ハード面を変えたことで彼女の奇妙な習慣がなくなったのです。しかもそのこだわりが消えても彼女は何事もなかったかのように平然としていました。逆に、彼女自身がそのこだわりに縛られていたのではないかと思います。

グループホームは行動障害が許容される特殊な環境ですから、ピック病の方のいわゆる奇妙な習慣はおかしくなくなります。自分のおかしさが際立つ環境では落ち着けないでしょうし、トラブルの原因にもなると思いますが、「ラーゴム」ではおかしなことがおかしくなくなるので、入居者たちは落ち着けるのだと思います。

ピック病の方はデイサービスなど大勢の人と一緒に行動することが非常に苦手です。規則的かつ定期的な行動、我が道を行く行動のピック病の方を尊重するような働きかけは大人数

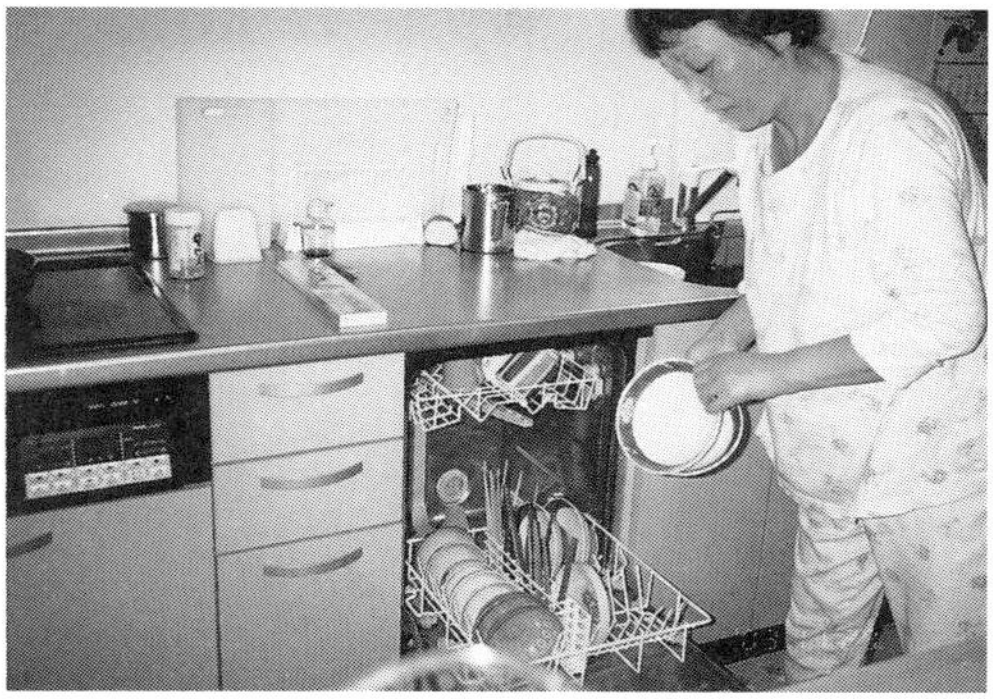

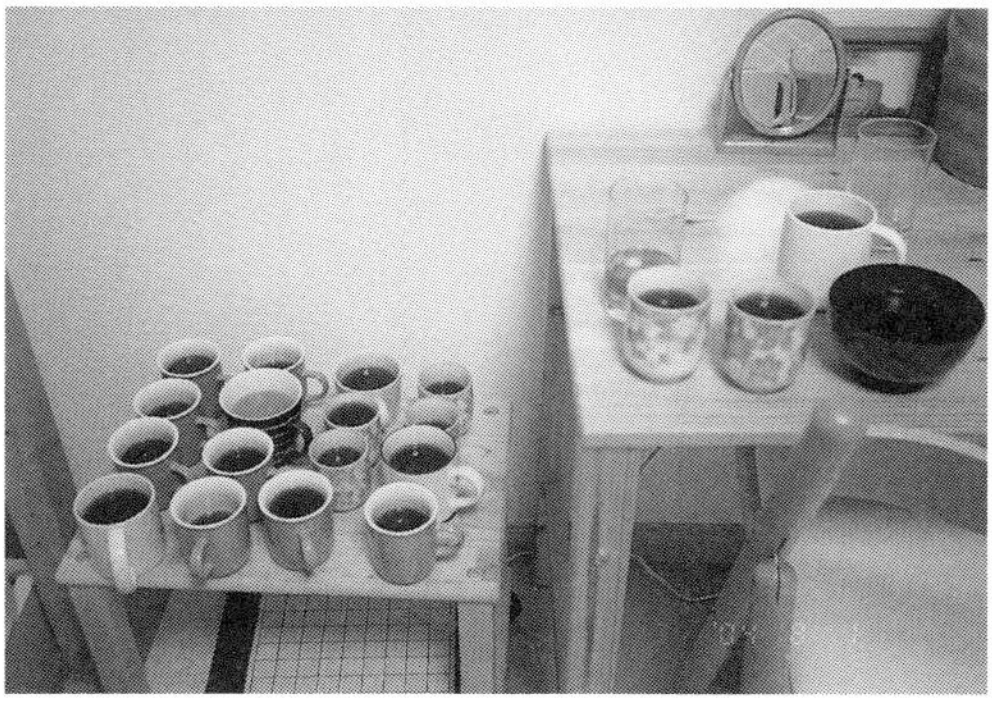

食洗機を使いこなす入居者[上]
自室に収集された麦茶の入ったコップ[下]

の集団生活の中では難しいと思います。ピック病の方のケアは特にプログラムを設けないグループホームのような少人数での生活が望ましいと思います。

また、ピック病の方とアルツハイマー型認知症の方を同じ環境でケアすることも難しいと感じています。「ラーゴム」にはアルツハイマー型認知症の方もいるのですが、互いにそれぞれの行動を理解できず、面白く思わないようです。例えば、ピック病の方がこだわりとして行う昼食の準備のために敷くランチョンマットをアルツハイマー型認知症の方は意味がわからず端から丸めてしまうのです。アルツハイマー型認知症の方は行動そのものが理解されにくいですし、ピック病の方は本人しかわからないこだわりがあります。そのこだわりを阻害されたピック病の方が荒れるのはごく当たり前のことなのです。

●●すべてを受け入れるだけでなく、厳しさが必要

E子さんは近いうちに「ラーゴム」を退去する予定ですが、家族は家でどのように対応していいかわかりません。一度試験外泊をしたのですが、1日で戻ってきてしまいました。「鳥取にある実家に帰る」と言ってご主人を無理やり車に乗せるなど、手がつけられなかったようです。今度、ご主人が「ラーゴム」に1週間泊り込んで、私たちが彼女にどう接しているかを見ていただくことにしています。ピック病の方には優しさだけでなく厳しさも必要だと思うのですが、ご家族はすべてを受け入れたり、すぐに感情的になったりして、厳しく接す

ることが難しいようです。それでは在宅で看ることは難しいと思います。

例えば、F子さんはテーブルに座って食事することができなくて、スタッフがマラソン選手の給水のように食事を手に持って食べさせることが長い間続きましたが、あるとき、テーブルに来たときだけ食べてもらうようにしたところ、座って食べられるようになりました。何でも受容するのではなく、時には厳しさも必要なのです。

〝すべてを受け入れる〟〝説得ではなく納得〟というケアだけでは、できることもできなくなります。理想を言えば、手が動かせるF子さんには1人で食べてほしいのですが、それはまだ次の段階で、あせらずに耐えて待つことも必要です。

自立を妨げたり、残存機能をスポイルすることは決して介護とは言えません。その2つを考えるならば、やはりある程度の厳しさが必要です。人それぞれ適切な時期があると思いますから、かかわりの中で機が熟すタイミングを上手く見極めることが大切です。

また、〝眠ってほしい〟というような介護者自身の都合は分けて考える必要があると思います。家族で看ることは非常に大変なことですが、本人が寝ないから（家族は眠れないから）といって、眠剤や抗精神薬を多量に使うということは、愛情からは最も遠いことだと思います。

●●● 奇妙なこだわりは病気の症状 薬物による抑制からの解放が第一

入居当時は向精神薬や眠剤の副作用からか、じっとしていられない方が多くみられます。大声で喚く、手や足で大きな音を鳴らす、他人の肩を叩いたり押したりするなどの対応困難な行動障害を抑えるために、病院や施設などで服薬されるからなのですが、中には口が半開きでよだれを流し続ける、一見して異様な外見の方もいらっしゃいました。

症状として現れる言語障害によりコミュニケーションを図ることが困難なうえ、薬によって表情や身体の動きという非言語的なコミュニケーションの手段まで奪われるので、ピック病の方とのコミュニケーションは非常に困難を極めます。そのため、まず薬による影響を日常生活の中で注意深く見守り、そのうえで薬を漸減していき、最終的には薬を止めることが大事なケアといえます。

ただし、薬の離脱期に耐えて、それを乗り越えていくことは非常にエネルギーを要します。一度床についてもすぐに起きてくるなどして、24時間つきっきりにならざるを得ません。ある方は、夜起きて、ＩＨヒーターに空ナベをかけて料理をしようとしたり、電子レンジでアルミのボールを温めたりするので、夜勤者は、制止すると叩かれるし、止めないと大変なことになるし、非常に辛い思いをしました。スタッフはそうしたことに耐えていかなくてはならないので、１人が抱え込まないようにするなど、チームケアも大変重要になります。チームとして、こだわりも含めてその方をありのまま受け入れて、寄り添って、理解する。そして〝きっと今よりも良くなる〟という希望をもち、信じることが大切です。

在宅で看るうえで、「日中は介護できるが、夜通しとなると厳しい」という声を耳にすることもありますが、夜、家族介護者が休むために眠剤を投与せざるを得ないというのであれば、私たちの実践は、そういう方たちの闇に光をもたらすものになるかもしれません。薬によって妨げられているその人本来の機能を、薬を減らしていくことで取り戻していくことが求められるのです。そのことが、かえって介護を楽にすると信じています。

「ラーゴム」のケアはまだ試行錯誤の段階ですが、これまでの経験から薬を止めることで皆さんが落ち着くことはわかってきました。ただ、その後の生活のあり方などは、まだまだ大きな課題です。

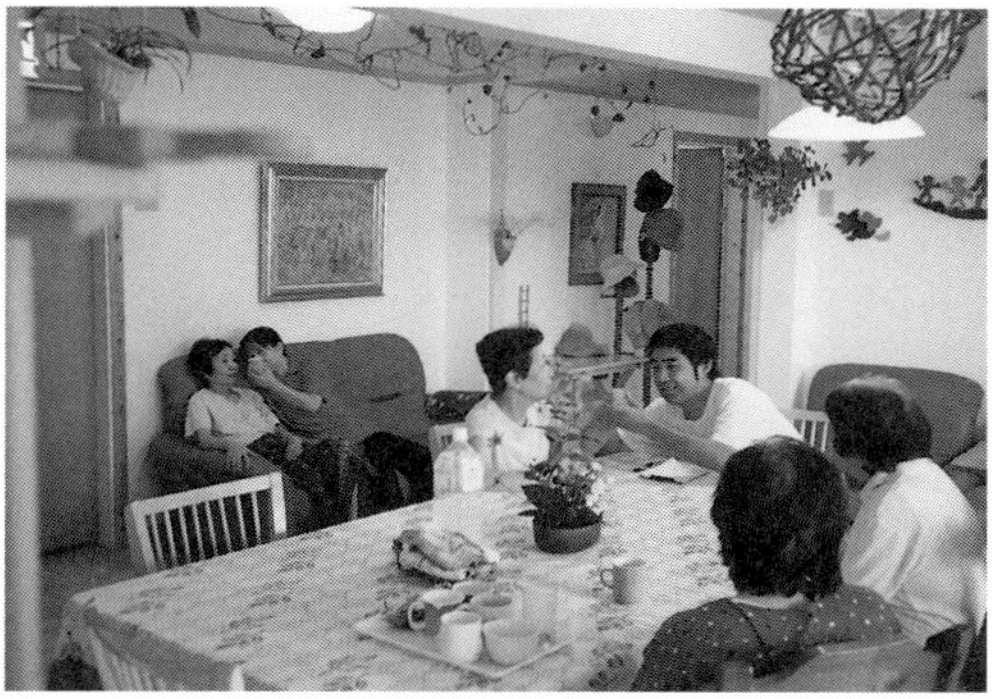

居間での団らん。ティータイム

本来の自分ではない奇妙な行動に縛られているということは、その方にとってはストレスだと思います。これまでアルツハイマー型認知症や血管性認知症の方などのケアでは、その人のこだわりは大事にしようという傾向がありましたが、ピック病の方とのかかわりを通して、決してそうとばかりは言えないのではないかと考えるようになりました。彼女たちの奇妙な習慣が共同生活に支障を来たしていることは、一言で言えば、ピック病の症状です。その症状がなくなることで落ち着けるのなら、私たちが工夫して、こだわりから解放させる働きかけが必要なのではないでしょうか。それはピック病の方に特殊な介護なのかもしれません。奇妙な習慣それ自体にはそれほど深い意味はないかもしれないのに、私たちが必要以上にそこに意味を求めて、本人を尊重して奇妙なこだわりを維持させることが果たしていいのだろうかと感じています。

ピック病の方にとっては、奇妙な習慣を取り除くことでその方の見えないストレスが解消されるのではないかと思います。情緒的なこだわりであればその行動には意味があり、それを大事にすることで落ち着きが得られるかもしれませんが、ピック病のケアは、逆にこだわりから解放することがその人の落ち着きにつながるのかもしれません。ピック病の方をありのままに受け入れていたら共同生活では支障を来たしますから、かかわりながら奇妙なこだわりを変える働きかけをしていく。本人は決して好きでやっているのではなく、病気の症状であり、義務感であり強迫観念に近いように感じられることもあります。それから解放されることで楽になります。〝こだわりからの解放がその人を救う〟これがピック病の方のケアのキーワードとなるかもしれません。

実践7

若年性アルツハイマー病専門外来［順天堂医院］の実際

順天堂医院の若年性アルツハイマー病専門外来は、平成11年4月に当院メンタルクリニック内に開設しました。当院では以前から老年期の認知症患者を中心にシルバー外来を行っており、その患者さんの中には若年者の患者さんも受診されていました。老年期の認知症への様々な支援が行われていく中、ご家族の中心的な存在である方が病気になるという若年性の認知症への支援の不十分さから、このような専門外来を設置することになりました。

●●当外来受診の流れ

受診を希望される方に問診票を記入していただき、それをもとに当専門外来の適応かどうか検討します。適応となった方は予約診察となります。外来診療は、完全予約制で診察は20〜30分かけて行います。

●●初診
支援のはじまり

皆さんが外来受診を希望されるとき、記憶力がなくなった、もの忘れがひどくなったと、どの方も同様の訴えをされます。しかし、その背景となる患者さんのお仕事やご家庭などの生活状況は様々です。お母さんが同じ話を繰り返す、妻の料理の味付けがおかしくなった、職場で伝票の計算ができなくなってきた、営業先との約束をすっぽかした、など状況によって話が違ってきます。

診察では、そのような一人ひとりの状況を問診していくことから始めます。いつごろから、自分で気づいたのか、職場の上司から・家族から指摘されたのか、その頃のお仕事やご家庭の状況はどうだったのか、何か大変なことがあったのか、その後どのような経過を辿っていったのか、などを聞いていきます。

このような問診は、患者さんやそのご家族から診断や治療に必要な情報を聞き出すために行いますが、それだけではありません。十分にお話を聞くということで、ご家族やご本人の不安や悩みを多少でも軽減するという意味もあります。一家の柱である旦那さんや奥さん、お父さんお母さんが病気になるということは、ご家族にとっては大変なことであり、緊張を強いられる局面です。ご本人は「どうしてこんなになってしまったのだろう」、ご家族は「これからどうすれば……」と途方にくれている方も少なくありません。他の病院を受診したが

図●若年性アルツハイマー病専門外来受診の流れ

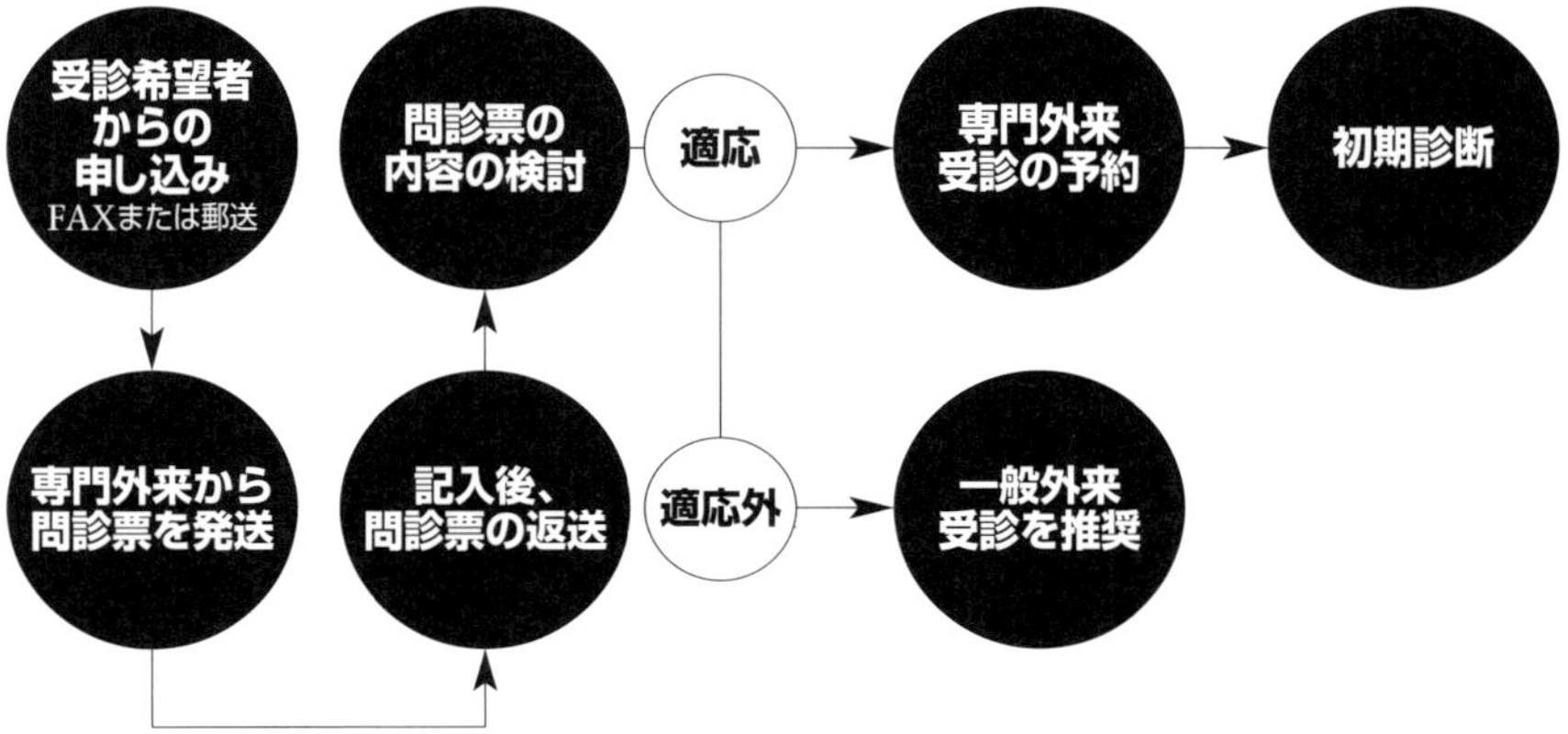

アルツハイマー病と診断され、治療法がないと言われ、納得がいかない方も多く来られます。まずは、患者さんご家族、医療スタッフが協力して病気に立ち向かっていけるような気持ちの準備ができるように支援することが始まりとなります。

●●正確な診断
支援すべき点の見極め

当専門外来を受診され、これから患者さん本人やご家族が戦っていく病気がどんなものであるか正確に把握することが第一歩となります。問診と同時に、脳の形を見るＭＲＩ、脳の活動具合を見るＳＰＥＣＴ、全身的な健康状態を見る血液検査、臨床心理士による認知機能検査など様々な検査が並行して行われます。

他の病院・診療科で診断され、セカンドオ

ピニオンとして受診される方が多くいますが、実はアルコールによるもの、ストレスによって疲弊しているもの、うつ症状によるものなど、アルツハイマー病以外の原因によって問題が生じている場合があります。外来を30代という若さで受診され、お話をよく聞いてみると、会社の接待で浴びるようにアルコールを飲んでいたり、残業・出張続きで睡眠をあまり取っていなかったりという方もいらっしゃいました。記憶力を低下させるものは認知症という病気以外にもいくつかあります。もの忘れ＝認知症ではありません。前述のように問診をしっかりすると様々な面がみえてきます。

この様々な検査の後の診断によって、その後にすべきこと・できることが大きく異なってきます。アルツハイマー病であるとわかれば、薬物療法を開始します。アルコールが問題とわかればお酒を止めなければなりません、また、疲労や睡眠不足であれば充分な休養が必要です。

●●●告知
支援の説明

専門外来を受診するには本人への告知が前提となっています。検査結果が出された時点で、ご家族と患者さんご本人の前で、検査の結果・初期診断をお話しします。告知についてのアンケートをとると、患者さんご本人はどなたも告知を望んでいて、その病状や経過を本人以外のご家族にも知っていてほしいと望んでいます。かつての診療の場においてあったように、病気について隠すことは本人やそのご家族にとってあまりメリットはありません。むしろ告知することで、ご本人もご家族も協力して病気に立ち向かっていけるようです。認知症だからといって患者さんの心のすべてが失われているわけではないのです。

●● 治療 的確な支援

若年性の認知症を支援するとき、この病気の特徴を人生の中で見ていくと、統合失調症のように人生の青年期に発症する病気や老年期認知症のように人生の後半に発症する病気と比べて、ご本人やご家族にとってその意味を大きく異にします。40代後半から50代、60代前半の患者さんやその配偶者の方をみると、会社ではバリバリ働いてそれなりの役職に就いている男性や女性だったり、家庭では成長期のお子さんを育て、青年期のお子さんの学費を払うお父さんお母さんだったり、老年期のお祖父ちゃんお祖母ちゃんの介護をする息子・娘だったり、つまり家族の柱として生活している世代と思われます。その方たちが病気になることで襲ってくるご本人やご家族の不安や焦り、気持ちの落ち込みは耐え難いものと思われます。そして、10年20年と続く介護を思うと途方に暮れるかもしれません。このような悩みやつらさに、精神科の医師やスタッフとして、患者さんが病気を持ちながらもより良い生活を続けていけるよう支援すると同時に、ご家族の精神的な支援を目指しています。

1●治療としては、若年認知症を根本的に改善することはできなくても、進行を少しでも遅らせることを目指しています。アルツハイマー病の場合、もの忘れといった中核症状に対して塩酸donepezil（商品名：アリセプト）による薬物療法を開始します。

2●さらに、中核症状の治療の他に、せん妄や被害妄想などの周辺症状の治療も重要です。他の診療科などでは、患者さんのもの忘れの話ばかりで、この周辺症状はあまり支援の対象にされないようです。患者さんが不安や抑うつ状態になったり、「誰かがものを盗みに来る」と被害妄想を呈したり、ちょっとしたことでも怒りっぽくなったりといった認知症の周辺症状は、ご家族を困らせ、介護の負担感を増大させるとともに、様々な対応の努力が徒労に終わることで、介護の意欲もそがれがちになります。そうした症状には従来の精神科で行ってきた治療法が役に立ちます。ご家族にこのような中核症状と周辺症状について話題にし、改善できる症状もあることを知ってもらうことは介護を続けていく上でとても大事なことです。

3●地域の支援の活用：当外来では、数少ない福祉制度の利用、介護・福祉サービスの利用を積極的に薦めています。経済的な支援のために、利用できる時期が来た時点で使えるように医療費公費負担制度（平成18年4月より「自立支援医療制度」）や障害年金などについてプリントを作って配っています。また、早い時期からの介護保険サービスの利用も薦めています。

4●介護は探すこと・慣れることが大事。若年認知症ではいくつか活用するためのポイントがあります。一つは地域で認知症の介護のことで頼れるケアマネジャーや福祉スタッフ、患者さんを受け入れる介護施設を見つけることが重要です。老年期を考慮したサービスが中心で施設側の受け入れが十分でない場合があり、その中にどのように若年認知症の患者さんを組み入れていくかを関係スタッフに考えてもらう必要があります。最近では認知症について勉強されているスタッフが増えてきていますが、若年認知症の患者さんと接することで、そうしたスタッフにさらに学んでもらうという意味もあります。

もう一つは、患者さんご本人に介護サービスに慣れてもらうということです。患者さんにとって新しい環境に慣れるということは不安や焦りといった周辺症状を喚起しやすく、時間のかかることです。急にお年寄りばかりの介護施設に行くことはご本人にとっては不本意なこともあります。「自分はまだあんなところに行く程ではない！」と訴えた患者さんがいました。ご家族の工夫で、「お年寄りの世話をしにいってほしい。働きに行くと思って」とお話しして、お年寄りの話を聞いたり、車椅子を押したり活躍することで、「自分もやれるんだ」と本人の自尊心が高まったり充実感を得たりして、喜んでデイサービスに出かけるようになった方もいました。

●●● 家族会

当外来では開設半年後から通院しているご家族を対象に、認知症の知識を得ることと、ご家族同士が病気や介護についての情報交換や意見交換のため、家族会を年3回開催してきました。通常、精神科医療で家族会といえば、統合失調症の家族会の存在が知られています。このような家族会は、患者さんのお住まいの地域に身近に存在します。しかし、若年性アルツハイマー病をはじめとする若年認知症という病気は、その他の病気と比べて発症率が低く、地域での家族ケアが難しいのではと思われ、開催することにしました。家族会は平成18年現在で17回を数えました。

家族会では、外来担当医のわかりやすい講義や質問コーナー、介護経験者の体験談、会の後半にはフリートークの時間でご家族同士が自由にお話しする時間を設けていました。開催当初は、受診後、間もない方ばかりで、病気であることを受け入れられない苦しみや悩みが話され、家族会では皆さんの深刻な表情が目立ちました。病気になった旦那さんや奥さんをみて、〝こんなんじゃなかった〟と悩んだり、〝何がいけなかったんだろう〟と思いを巡らせたり、家で記憶のトレーニングをしてみたり、サプリメントを飲ませたり、よかれと思うことは患者さんご本人がどう思うかということはそっちのけで何でも試してしまうというお話もありました。

数年の介護を経ると、現状を受け止めて穏やかな介護へと向かっていきます。時間がかかります。今では新しく家族会に参加した方に、「私も最初はそうだったわよ」とアドバイスされている場面を見かけます。ご家族同士が個々に連絡しあって交流を深め、一緒に息抜きに出かけたといったお話もあり、家族会では笑顔も見られるようになったことはうれしいことです。

家族会で話し合ったことは、われわれ病院のスタッフにとっても貴重な情報です。もちろん個人情報に留意してですが、診察場面で他のご家族にも例として情報提供できますので、意義深いものといえます。

●●● 問題点

認知症を専門とする医師が限られています。また、認知症の中核症状だけでなく不安・うつなどの周辺症状も含めた全人的な対応が求められます。外来では「利用できる福祉」というプリントを配っていますが、大きく分けて通院医療費公費負担（自立支援医療制度）・障害者手帳・障害年金の３つしか利用できる福祉制度がなく、人生の中で、経済的な負担がもっとも大きな時期に対しての支援としては不足しているように思えます。また、老年期の患者さんと同様に病状が進行したときの受け入れ先がないことはいうまでもありません。さらに、介護サービスは老年期主体のサービスがほとんどであるため、サービスを提供する現場スタッフに若年性の認知症患者に対する創意・工夫が求められるでしょう。

若年認知症と向き合う

あとがきにかえて

この本にはいろいろな家族のエピソードと支援者の活動が綴られていますが、読者に是非、知っていただきたいことは、認知症が誰にでも発症する可能性のある「普通の疾患」であること、そして、決して「理解できない異邦人」の出来事ではなく、記憶障害や行動障害という「脳の高次機能障害」を持った「普通の社会人」の出来事であるということです。以下、いくつかのポイントをあげて解説してみたいと思います。

●本人の声を理解すること

最近ではだいぶ認識が改められてきましたが、まだ、認知症の人に病識はなく、家族が初めて気づくと思われている面が強くあります。しかし、まずは本人が悩むのです。本書に収載したお二人は、職場や家庭などで、戸惑い、不安、苦労、恐怖、様々な葛藤があったと推測できますが、ご自身の負の感情をあまり口にしてはいません。認知症になったことについても、非常に穏やかに述べています。

これは、アルツハイマー型認知症の症状である「取り繕い・場合わせ反応」と考えることもできますが、本人が現在からその当時を見ていることが大きいと思います。当時、悩んでいたことは事実でしょうし、葛藤もあったでしょうが、現時点からその頃の感情を表現することは、私たちでも難しいのです。例えば、戦争のことを話題にすると、認知症の方が「あの頃はこう大変だった」といったイメージを口にされたりしますが、それが本当に出来事と結びついた感情かというと、実際はそうではないことが多く、たとえ非常に大きな出来事でも、感情をその人なりに理性で抑えたりするため、詳しい説明はできないことが多いのです。それらはあくまでも今の感情であって、過去に戻ってその当時の感情を呼び戻すわけではないのです。出来事は記憶という形で残りますが、感情はそうではありません。例えば、戦争の話をしていて強い感情が表れたら、それはその当時の感情ではなく、そのことを思って、今自分の中で悲しいと思うわけです。

私はこれまでの患者さんとの出会いから、非常に簡単な感情は出来事と結びついているかもしれませんが、微妙な感情の表現までは難しいと感じます。また、病気を疑って不安を覚えたりいろいろな悩みはあったと思いますが、現時点で直面している悩みのほうが深刻なため、昔を振り返るゆとりがないということもあると思います。

そのため、客観的に類推するしかありませんが、会社の人たちやご家族にお話を伺うと、発症の前後は、本人もだいぶ感情的に動いていることがわかります。また例えば、ご家族に関するお話をお伺いすると、ブワッと感情が沸き上がって、涙ぐまれたりすることもありますから、瞬間的な反応では非常に感情的になる方が多いと感じています。

●●●家族の思いを受け止める

「家族の思い」には、「本人の声」とは相容れない複雑な心情が現れています。例えば、少しでも外に出てほしい、家の用事を手伝ってほしいなど、認知症という事実を受け入れていても、できることは本人に何かしらしてほしいという思いが家族にはあります。しかし本人は、家族の思いとは裏腹な、マイペースだったり仕方がないといった反応をみせることが多く、そうした感情の乖離が、家族を疲弊させてしまう大きな要因といえます。

家族は、本人が何かできると、「あれもできるんじゃないか」というアプローチで様々な要求をするので、できないとどこか裏切られた気持ちになるようです。〝私はこれだけやっているのだから、このくらいしてくれてもいいじゃないか〟という感情を抱くのです。予測期待を裏切られて、がっかりして、それが疲れにつながってしまうのです。

家族は日常生活をともにしていますから、あらゆることが以前はできたことです。それがどんどん欠けていく、少しずつ消えていってしまうという、「喪失」のイメージが強いので、つらいし、疲れるし、やりようがない。わかっていても本人を責めてしまうのです。

しかし、本人は自分なりに合わせようと努力しています。自分でできることは自分なりに応えようと動いているのです。応えたい気持ちはあるけれど、どうしてもできない部分があるために、お互いにとって悪循環となるのです。そうした悪循環を断ち切るために、第三者が仕切り直しをしたり、環境を調整する必要が生じてきます。

施設では、逆の発想というか、自分たちが対応することを前提とした視点でご本人を見ます。そして、これはできるから自分たちがやらなくても大丈夫だと付き添う形で対応します。認知症の方への向き合い方、どの時点からかかわるかによって、対応の仕方は全く異なってくるのです。

そのため、家族が介護職に話を聞くと、「こういうこともできたのか」と驚くことがあります。家族は「何でどんどんできなくなっていくのだろう」と削ぎ落していく考え方ですが、施設では「今日はこういったことをやりましたよ」などと、自宅ではできなかったことができたりするので、家族が驚くのです。認知症の理解、特に若年認知症について理解を深めてもらう必要はありますが、家族にとっては、本人の能力を再確認できる場として、施設の存在があるようです。

彩星の会では2004年秋の旅行の際、現在のお互いの姿を認識するために、ウェディングドレスを着て「結婚式」を行いました。写真を撮って、二人が夫婦である形を残すために企画したのですが、皆さん非常に喜びました。ご主人が認知症の方だったのですが、奥さんたちからは「私が最後までこの人の面倒を見るのですね」と言った声が聞かれました。その時点から夫婦のあり方を見ると、お互いの状況をわかったうえでのスタートですから、それまでのプロセスとは二人の関係が変わるようです。〝自分たち夫婦もここからだ〟と仕切り直す思いになったとき、「できないできない」という発想から、状況を認めたうえで、再スタートする決意ができるのだと思います。

●●● 若年認知症特有の困難

若年認知症の場合、例えば、山本さんのお母さんは、自分亡き後の息子さんの人生を憂いています。高齢の認知症の方の場合とは異なり、配偶者が夫（妻）を、親が子どもを、子どもが親を心配する側面があり、そこが難しいところです。

親御さんにしてみれば、このままでは死に切れないという意識があるでしょう。親子の関係は若くても年をとっても変わりませんから、自分が亡くなった後〝この子はどうなるのだろう〟という不安が強いようです。親御さんのそうした思いを払拭・軽減するには、認知症になっても支援体制が整っているから心配しなくても大丈夫だと思える環境が整うことが必要です。

子どもならではの難しさも手記に表れていますが、子どもたちをどう支えていくかは喫緊の課題です。同じ境遇の子どもたちの集いの場を設けることも1つの方法だと思います。〝遺伝しないだろうか〟〝この先ずっと介護生活なのか〟など、実子であることで付加されるマイナスの要素があります。手記では、女のお子さんでしたが、女の子と男の子でも反応が微妙に異なるようです。男の子の場合、黙って家を出たり、突然学校を辞めてしまうなど、親に心配かけまいと唐突な形で先回りした行動がみられます。

また、お子さんがどの時期で親御さんが発症されるかでも変わると思いますし、経済的な問題でも、子どもの受け取り方は変わります。自分が反抗的な態度を取ったからではないかと、自分に原因を求めて自分を責めてしまう子どもも多いようです。やはり、子どもたちがお互いに話し合える受け皿が家族会とは別の形で必要だと思います。心の拠り所となる行き場所がないと、多感な時期の子どもたちは感情の持って行き場がありませんから。一緒の時間を共有して、話を聞いてくれる存在があることは非常に大きいと思います。ただ、まだ自分で考えて話すことが難しい幼いお子さんへの支援は難しく、今後の課題だと思います。

私がこれまで関わった中では、家族会に参加した子どもたちが福祉関係の仕事に就いて、実親が認知症であるという現実を受け入れて、自分で面倒をみている子どもたちがいますが、家族会に来られない人たちへの対応が難しくもあり、求められていると思います。家族会に参加できない状況にあり、家の中がグチャグチャで、子どもたちも傷ついている家庭は非常に多いと思います。そういうケースは表に出てきませんし、本人たちも隠そうとしますから、自分たちと同じ境遇の仲間がいるということを発信して、気づいてもらう働きかけが必要です。

家族会という存在の温かさ

認知症の方と一緒に生きていこうと決意できた家族がいる一方で、そこまで至らない家族が多いことも事実です。どうしても受け入れられない部分が混在している家族は、何とかバランスを保っているのです。

水面下で、困難な状況に置かれている家族は非常に多いと思います。身体的虐待だけでなく、家の中に囲い込んで外に出さないネグレクトなども多いと考えられます。面倒を見ている家族は、自分のやっていることを正当化しないとなかなか継続できませんから、生活が破綻していても気がつきません。

しかし、そういう家族のあり方を認めてもいいのだと思います。そういう感情を抱くのは当たり前のことです。〝こうあるべき〟だと理想を求める方向だけになってしまうと、家族のつらい部分が大きくなってしまいます。「自分はこうしなければいけない」「できていないからダメなんだ」となってしまうと、本人・家族お互いにとって悪循環になります。また、地理的な条件などで家族会に参加できない方たちが、自分たちだけで問題を解決したり、負担を軽減することは難しいと思います。お互いに憎しみの感情を抱えたまま、どちらかが欠けるのはあまりにも切ないことです。

本書では、家族が本人を受け入れられない内容の手記も収載していますが、そこには約束を忘れて娘さんを泣かせたり、息子さんに激しい暴力を振るったりして、家庭がグチャグチャになった状況が記されています。これは本人を受け入れられずに苦しんでいる家族が多いという事実を知ってほしかったからです。

家族会では、自分たちと同じ境遇の仲間が集い、偏見も持たれずに自分のやっていることを話せて、自分の対応は間違っていないという意識になれます。大変さも受け入れてもらえて楽になれるのです。また、「どこの病院がいい」「あそこの施設はいい」といった具体的な情報も得られます。

悩みの共有や情報の交換だけでなく、家族会には、家族が認知症になったことで仲間とも出会えたし、思ってもいなかった活動ができて人生が輝いたと、非常にポジティブに考えを転換される方もいらっしゃいます。肝心なのは、認知症という事実をきちんと受け止めてそれからどうするかということですが、そこにたどり着くまでにはものすごく時間がかかるのです。どう対応すればいいのか、どう向き合えばいいのか。自分の対応をネガティブに考えないことは難しいですが、何とかうまく折り合いをつけてほしいと思います。

家族会のあり方として、彩星の会では模索しているところですが、運営やネットワーク作りなど、家族に負担となることは切り離して、純粋にプラスとなる形をサポーターが構築していく形が望ましいと考えています。経験の少ないサポーターは家族会に参加して、家族の反応や思いを学び、家族の考え方を取り入れて活動の場を広げていくのです。地理的な条件で参加できない方もいますから、ブロック別に集まれる場所をサポーターが事務局となって手配して、各地に作っていくのです。そうすることで若年認知症の方や家族の考え方、どう対応すればいいのかをサポーターも勉強できますし、各地にサポーターを派遣していくことで地域の理解も得られると思います。

●● 若年認知症の理解を深める

若年認知症はカミングアウトするのに悲痛な覚悟が必要です。世間の理解がないために、周囲に伝えることをためらってしまうなど、困難な問題が山積しています。

夫婦の場合は、配偶者が否定されると自分も否定されたイメージを抱きます。認知症であるために周囲に偏見を持たれると、配偶者は自分も偏見を持たれる感覚になるので、自分も否定されたと意識してしまうのです。

「あんたと一緒になったからだ」「何で早く気がつかなかった」「栄養が足りなかったのでは」などと、親類に責められることも非常に精神的に参る部分であり、高齢の認知症の方のケースとは異なる部分です。「うちのおばあちゃんが徘徊している」と言うのと、「夫が徘徊していますす」と言うのでは、どこかで自分のことを言っている感覚があるため、相当な覚悟が必要になるのです。

認知症の方への対応は、100人いれば100通りの対応があるように、決まった方法はありません。今回、収載した内容はいわゆる参考例であり、ここには出てこないケースが無数にあります。家族には参考になる部分を取り入れてもらい、専門職の方々にはこれまでの理解を改めるきっかけとしてもらえればと思います。

また原因疾患によっても対応のあり方は異なってきます。例えば、ピック病の方は思いのままに動きますから、子どもが精神的に傷つく可能性が大きいです。アルツハイマー型認知症の人たちとは異なり、ピック病の症状である〝我が道を行く行動〟はコミュニケーションをとることが難しいのです。家族の働きかけに対しても、意に介さなかったり、適当なリアクションをとりません。認知症ケアを学んだ専門職の方でもピック病の方の対応は難しいと思います。マニュアル的でワンパターンの対応では通じませんから、単純にどういった行動をするのかを見て対応したほうがいいのかもしれません。病気の症状によって対応の難しい人たちがいることを踏まえて、各認知症疾患の特徴を理解して対応の仕方を学ぶことが大切です。

やはり、何と言っても若年認知症は世間の理解が乏しいことが最も重要な問題です。例えば、徘徊で行方不明になっても、警察に「女のところに行っているのではないか」と言われたり、医療機関に行っても「精神遅滞」と言われてしまう現状です。若い人が認知症になるということが、世間一般にはまだ全然理解されていないのです。

若い方でも認知症を発症するのだということを理解してもらい、認知症疾患にも様々な症状があることを広めていくことが、若年認知症の環境を変えるうえで必要だと思います。

●●ともに歩むために

若年認知症は病気ですから、障害の程度に応じた治療を受けています。しかし、治療にのみ専念しているわけではなく、当たり前のことですが、それぞれに日々の生活を送っています。認知症が中等度以上になり、家族が介護困難となってから受診する時代には、本人が語ることは考えられなかったことと思いますが、最近は早期にそして自らが病識を持って受診する人が多くなったこともあるためか、本人が自らの病気について考えを述べるようになりました。そして以前にはなかったことですが、単なる生活の場の支援でなく、就労の場が求められるようになりました。これは、身体障害者や精神障害者などの障碍者と同じように、認知症も「疾患でなく障碍」に変化した結果だと思います。

今まで、地域社会が障碍者に対して取り組むべきことは、社会参加を受け入れる姿勢とバリアフリーの環境整備でしたが、最近は「健康面の重視（ＩＣＦ）」が加わりました。つまり、認知症を有する障碍者の支援とは、残存する機能ないし能力を周囲の人が支え伸ばすことです。

障碍者自らが「自己実現を目指す」ためには、一般の、そして地域の理解が必要なことはいうまでもありません。この点を踏まえて、認知症者が「希望しかつ満足度を高める」ための一歩を踏み出す際、是非、協力や支援をお願いしたいと思います。

2006年4月
若年認知症家族会・彩星の会顧問
宮永和夫

執筆者一覧

［「第1部 本人の声・家族の思い」は除く］

宮永和夫［若年認知症家族会 彩星の会顧問、群馬県こころの健康センター所長］

第2部、第3部●第1章

千場功［若年認知症家族会 彩星の会代表］

第3部●第2章［実践1］

駒井由起子［いきいき福祉ネットワークセンター理事長］

第3部●第2章［実践2］

大塚幸子［朱雀の会 若年認知症家族会代表］

第3部●第2章［実践3］

松下太［若年認知症支援の会 愛都の会事務局、四條畷学園大学講師］

第3部●第2章［実践4］

藤本直規［医療法人藤本クリニック院長］

第3部●第2章［実践5］

奥村典子［医療法人藤本クリニック デイサービスセンター長］

第3部●第2章［実践5］

中野晴美［ピック病専門グループホーム「ラーゴム」管理者］

第3部●第2章［実践6］

新井平伊［順天堂大学医学部精神医学教授］

第3部●第2章［実践7］

斎藤毅寧［順天堂医院メンタルクリニック臨床心理士］

第3部●第2章［実践7］

家族会・医療機関等連絡先一覧

彩星の会・若年認知症家族会
〒106-0032 東京都港区六本木4-7-14 みなとNPOハウス
介護者サポートネットワークセンター・アラジン事務所内
TEL&FAX●03-3403-9050
E-mail●star2003@smile.ocn.ne.jp
URL●http://www009.upp.so-net.ne.jp/fumipako/

朱雀の会 若年認知症家族会
〒631-0013 奈良県奈良市中山町西3-218-6［代表・大塚幸子宅］
TEL&FAX●0742-74-4432
E-mail●kururune@m5.kcn..ne.jp

若年認知症支援の会 愛都の会
〒574-0011 大阪府大東市北条5-11-10 四條畷学園大学 松下研究室内
FAX●072-863-5064
E-mail●art_kai2005@yahoo.co.jp
URL●http://www.geocities.jp/art_kai2005/
相談連絡先●090-3658-3594

もの忘れカフェ［医療法人藤本クリニック］
〒524-0037 滋賀県守山市梅田町2-1-303 セルバ守山3階
TEL●077-582-6032
FAX●077-582-6040

ピック病専門グループホーム「ラーゴム」
〒714-0071 岡山県笠岡市東大戸2712-3
TEL&FAX●0865-63-0909

若年性アルツハイマー病専門外来［順天堂医院メンタルクリニック］
〒113-8431 東京都文京区本郷3-1-3
TEL●03-3813-3111［代表］
FAX●03-3813-9057［予約制］

若年認知症

本人・家族が紡ぐ7つの物語

2006年4月20日　初版第1刷発行
2009年7月20日　初版第3刷発行

編集
若年認知症家族会・彩星《ほし》の会

編集代表
宮永和夫

発行者
荘村明彦

発行所
中央法規出版株式会社
〒151-0053　東京都渋谷区代々木2-27-4
販売●TEL 03-3379-3861　FAX 03-5358-3719
編集●TEL 03-3379-3784　FAX 03-5351-7855
http://www.chuohoki.co.jp/
営業所●札幌・仙台・さいたま・東京・名古屋・大阪・広島・福岡

印刷・製本
株式会社光陽メディア

ISBN978-4-8058-2713-0
定価はカバーに表示してあります。落丁本・乱丁本はお取り替えいたします。
本書に関するご意見・ご感想をメールでお寄せいただく場合は、左記のアドレスまでお願いいたします。
reader@chuohoki.co.jp

満月の夜、母を施設に置いて

藤川幸之助●詩　**松尾たいこ**●絵　**谷川俊太郎**●対談　B5変判●138頁●定価1,575円［税込］

介護は、どうしてこんなに不毛で貴いのだろう。

認知症は、どうしてこんなに腹立たしく愛おしいのだろう。

母は、どうしてこんなに小さくて大きいのだろう。――アルツハイマー病になった母の介護のことをつづった、切なくて哀しくて優しい詩集。谷川俊太郎さんとの対談も収載。

必察！ 認知症ケア――思いを察することからはじまる生活《いき》ること支援

永島徹●著　A5判●208頁●定価1,890円［税込］

認知症ケアでは、認知症の人の「思いを察する」ことが求められる。

本書では、この思いを察することを「必察」と名づけ、必察するために必要な「力」と「技」を解説。

認知症の人の生活るを支援する関わり方を事例と写真で紹介する。

認知症になる僕たちへ

和田行男●著　四六判●156頁●定価1,470円［税込］

『大逆転の痴呆ケア』で、認知症ケアに新たな種を蒔いた著者が、出会った人たちとのふれあいを通して認知症ケアの現在を語る。介護・福祉の応援サイト「けあサポ」人気ブログ「和田行男の婆さんとともに」から産まれた、認知症にかかわるすべての者に向けたメッセージ。

大逆転の痴呆ケア

和田行男●著　A5判●298頁●定価1,785円［税込］

「認知症介護を知ってるつもりだったが、まったくわかってなかった」

「読んだあと、目からウロコと涙が落ちた」。読者からは続々と反響の声が……。

介護されるだけの存在を越えて、認知症の人が自分らしく生きるためのヒントが満載。

認知症の知りたいことガイドブック――最新医療&らくらく介護のコツ

長谷川和夫●著　A5判●210頁●定価1,680円［税込］

1●認知症という病気を理解すること、2●認知症の人の世界を知ること、
3●対応や介護の方法を学ぶこと、
の3つを意図して、認知症に関する必要な知識・情報をわかりやすくコンパクトにまとめてある。
認知症のすべてがわかる一冊。

痴呆の人の思い、家族の思い

呆け老人をかかえる家族の会●編集　四六判●186頁●定価1,680円［税込］

たとえ認知症の症状があっても、感情もあれば、思いもある。

認知症の人の不安やいらだち、怒り、喜び、やさしさを私たちが知ることからケアは始まる。

ぜひ、認知症の人のこころの声に耳を傾けてほしい。

関係図書のご案内

認知症ライフパートナー検定試験 基礎検定 公式テキスト

日本認知症コミュニケーション協議会●発行 B5判●226頁●定価2,625円［税込］

認知症の人との接し方やコミュニケーション方法の習得を目的とした「認知症ライフパートナー検定試験」。
運動や料理、化粧などのアクティビティを活用したコミュニケーション手法を、
認知症の基礎知識とともにわかりやすく解説する。介護家族・ケア専門職が活用できる情報が満載。

DVD

認知症の人といっしょに生きる

長谷川和夫●監修 **服部安子**●企画・編集 **社会福祉法人浴風会ケアスクール**●製作・発行

全1巻［DVD 68分］●定価9,450円［税込］

認知症の行動・心理症状へのこのましいかかわりについて、介護者の対応例を比較し、わかりやすく解説。
あわせて、介護事業者が利用者主体のサービスを行うために必要な職場の活性化、人材定着、
育成を図るプロセスを事例で伝える。地域に支えあいの力を作り上げるヒントも解説。

「地域型認知症予防プログラム」実践ガイド——地域で行う認知症予防の新しいカタチ

矢冨直美、宇良千秋●著 B5判●158頁●定価2,730円［税込］

効果が期待できて、地域で楽しんで取り組める「地域型認知症予防プログラム」。
本書は、自治体や地域包括支援センターなど、予防事業の関係者のために、実践と展開をわかりやすく
解説したガイドブック。4つのプログラムの具体内容を収載したCD-ROM付き。

改訂第2版 認知症の人のためのケアマネジメント センター方式の使い方・活かし方

認知症介護研究・研修東京、大府、仙台センター●編集 A4判●240頁●定価3,570円［税込］

認知症の人のために開発された「センター方式」の手引きを、平成19、20年のシート改訂にあわせ改版した。
本人本位のケアを実現するための「共通の5つの視点」を示し、センター方式の考え方、
アセスメントシートの記入・活用方法を紹介。付属ソフトはVistaにも対応。

認知症ケアをもっと“楽”に!——本人と家族のためのセンター方式活用ガイド

認知症介護研究・研修東京センター●監修・発行 **永田久美子**●編著 A4判●114頁●定価1,470円［税込］

認知症ケアでは情報の共有が欠かせない。その一手法として生み出された「センター方式」の家庭介護者版。
家族が知っておきたい認知症の基礎知識も収載。センター方式を用いて、
家族だけがわかる日常生活の様子をケア関係者に伝えることで、よりよい介護が実現できる。

認知症「日常生活」サポートブック——在宅DFDLがひらく これからの介護

認知症高齢者ケア研究会●編集 B5判●238頁●定価2,310円［税込］

生活場面を5カテゴリー17項目に整理し、それぞれ認知症の進行度によってどういう対応すればよいかを
根拠を示しながらわかりやすく提示したマニュアル。豊富な事例と対応例等を読むと、
認知症が進んでもその人ができること・サポートできることがいかに多いかが見えてくる。